★ 每天健康一点点 ★

图解 全身
对症疗法

杨东雨◎编著

吉林科学技术出版社

图书在版编目（ＣＩＰ）数据

图解全身对症疗法 / 杨东雨编著. -- 长春 ：吉林
科学技术出版社，2011.9
ISBN 978-7-5384-5475-8

Ⅰ．①图… Ⅱ．①杨… Ⅲ．①穴位按压疗法－图解
Ⅳ．①R245.9-64

中国版本图书馆CIP数据核字(2011)第187561号

图解全身对症疗法
TUJIE QUANSHEN DUIZHENG LIAOFA

编　　著　杨东雨
主　　编　王世栋　蔡　颖
出 版 人　李　梁
策划责任编辑　孟　波　孙　默
执行责任编辑　马艺轩
装帧设计　长春市墨工文化传媒有限公司
开　　本　710mm×1000mm　1/16
字　　数　240千字
印　　张　16
版　　次　2014年10月第1版
印　　次　2014年10月第1次印刷

出　　版　吉林科学技术出版社
发　　行　吉林科学技术出版社
地　　址　长春市人民大街4646号
邮　　编　130021
发行部电话 / 传真　0431-85677817　85635177　85651759
　　　　　　　　　　85651628　85600611　85670016
储运部电话　0431-86059116
编辑部电话　0431-85659498
网　　址　www.jlstp.net
印　　刷　长春第二新华印刷有限责任公司

书　　号　ISBN 978-7-5384-5475-8
定　　价　35.00元

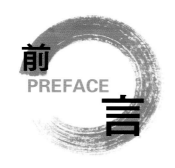

前言
PREFACE

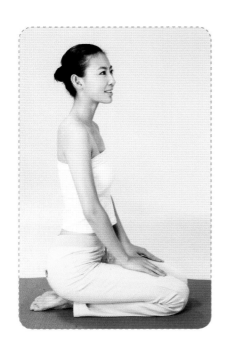

　　健康图书的出版宗旨就是能让读者轻松地读懂，并能快速应用，达到阅读目的。作为健康图书的出版工作者，我们一直在找寻读者最需要的内容及阅读方式。如果一本书能够教会读者用一种方法，达到治养全身的目的，那么这无疑是一本能够让读者及家人受益终生的好书。

　　《图解全身对症疗法》就是这样一本从读者的需求角度出发，提炼出现代人易发、常见的病症，在让读者认识病症原理的同时，学会运用传统的中医经穴疗法，为自己和家人消除烦恼和痛苦。

　　全书内容包括近400个安全有效的穴位及简易取穴方法、不同病症的操作手法、按摩功效、疾病预防与日常保健方法等，书中还提供了消除全身不适症状的养生保健操及可随时随地练习的小动作，帮您及家人做好日常保健和养生，不得病、少得病、晚得病，提高生活质量，延长寿命。

书中所有取穴、按摩操作方法均配有彩图详解，即使是对中医知识零基础的读者也能轻松读懂、边学边用。一书在手，全家老小都受益。

最后，希望《图解全身对症疗法》一书能为您及全家带来健康和快乐！

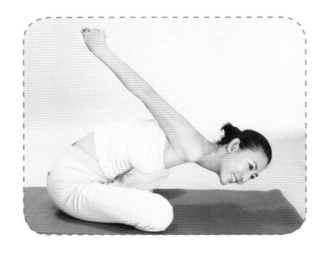

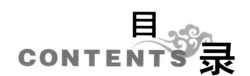
CONTENTS 目录

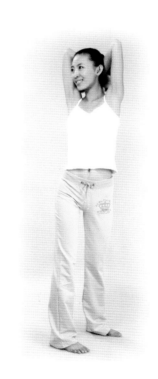

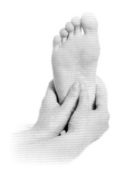

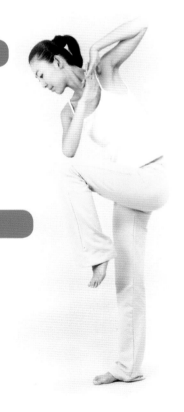

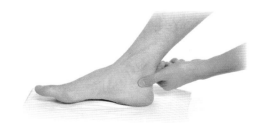

第十六章　脾　脏

第十七章　肾　脏

第十八章　胆　囊

第十九章　胃　部

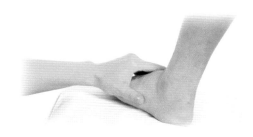

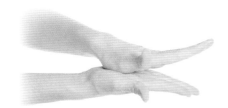

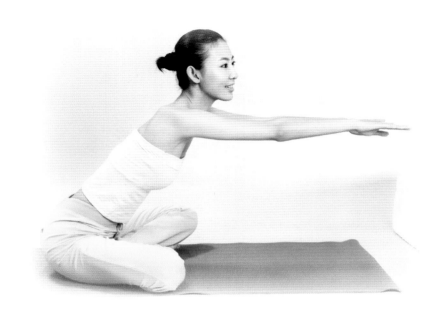

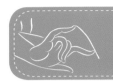

如何正确取穴

常用的取穴原则

经穴推拿与按摩是我国传统医学中古老而独特的防治疾病的方法之一，它以中医的气血、经络和脏腑学说为理论基础，运用手法技巧直接作用于人体经络穴位上，以达到调节人体生理机能、畅通气血、消除疲劳、防治伤病的目的。这种主要在经络、穴位上进行的推拿与按摩，称为经穴推拿与按摩。

人体周身约有52个单穴、300个双穴、50个经外奇穴，共720个穴位。如何在这么多的穴位中，找到有效的治病疗伤的穴位，这是一个相当复杂的过程。这就涉及穴位研究的另一个分支——如何取穴。

因此，在"循经取穴"的指导下，产生了以下三种取穴原则：

近部取穴

近部取穴是指在病痛的局部和邻近位置选取腧穴，它是以腧穴近治作用为依据的。其应用非常广泛，大凡其症状在体表部位反映较为明显和较为局限的病症，均可按近部取穴原则选取腧穴，予以治疗。例如，眼病取睛明、球后、攒竹、风池等穴，鼻病取迎香、巨髎穴，面瘫取颊车、地仓穴，胃痛取中脘穴等，皆属于近部取穴。

随证取穴

随证取穴，亦名对证取穴，或辨证取穴，是指针对某些全身症状或疾病的病因病机而选取腧穴，这一取穴原则是根据中医理论和腧穴主治功能而提出的。因在临床上有许多病症，如发热、失眠、多梦、自汗、盗汗、虚脱、抽风、昏迷等全身性症状，往往难以辨位，不适合用上述取穴方法，此时就必须根据病症的性

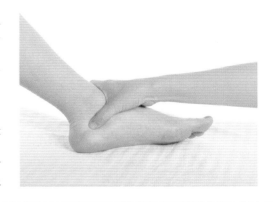

质，进行辨证分析，将病症归属于某一脏腑和经脉，再按照随证取穴的原则选取适当的腧穴进行治疗。如因心肾不交的失眠，辨证归心、肾两经，故取心、肾经上的神门、太溪等腧穴。

远部取穴

远部取穴在距离病痛较远的部位选取腧穴，它是以腧穴的远治作用为依据的。在具体应用时，既可取所病脏腑经脉的本经腧穴（本经取穴），也可取与病变脏腑经脉相表里的经脉上的腧穴（表里经取穴）或名称相同的经脉上的腧穴（同名经取穴）进行治疗。

教你3秒钟一招取穴

取穴对于中医外治法十分重要，取穴是否准确，直接影响到效果。穴位应用，强调的是准确取穴，是否有简单直接的取穴方法，让没有中医学基础的人也能快速地找准穴位。要做到这点，首先要学习和掌握的就是常用的取穴、定穴方法。

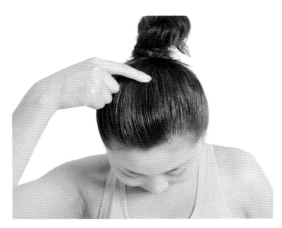

我们在这里简单介绍以下几种取穴方法：

体表标志取穴法

根据人体表面的一些自然标志来取穴。固定的标志有五官、眉毛、发际、乳头、肚脐、指（趾）甲及骨性标志等比较明显的标志。如鼻尖取素髎，鼻旁0.5寸取迎香，两眉头连线中点取印堂，两乳头连线中点取膻中，脐旁2寸取天枢。两骨分歧处，如锁骨肩峰端与肩胛冈之间凹陷处取巨骨，胸剑结合部取中庭等。

需要采取某种动作姿势才会出现的活动标志有皮肤的皱褶、肌肉的隆起或凹陷、肌腱的显露，以及某些关节凹陷等。如耳门、听宫、听会等应张口取；下关应闭口取。又如屈肘关节，肘横纹头取曲池；上臂平举抬肩，肩峰前下凹陷中取肩髃；取养老时，应正坐屈肘，掌心向胸，当尺骨小头桡侧骨缝中取之。咬牙时，下颌角咬肌隆起处取颊车；握拳，第五指掌关节后方纹头取后溪；弯曲膝关节取足三里、阳陵泉等。但不是所有的穴位都在明显的体表标志附近，这时应该怎么办呢？

骨度分寸取穴法

古人在体表标志取穴法的基础上，创造性地将两两体表标志之间按尺寸比例进行折算比量，称为骨度分寸取穴法。这里的"寸"，实际上是"份儿"的概念，即指两两体表标志之间可以等分为多少份儿，然后再描述某某穴在几分之几的位置。例如，

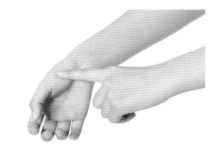

用骨度分寸取穴法取孔最穴

前臂部腕横纹到肘横纹之间可以等分为12寸，肺经的孔最穴在腕横纹上的太渊穴与肘横纹上的尺泽穴之间的7/12的位置上。

下面，我们需要了解并记住常用的骨度分寸方法：

常用骨度分寸表

部位	起止点	折量分寸	度量法	说明
头部	前发际至后发际	12寸	直寸	如前后发际不明，眉心至前发际加3寸；大椎至后发际加3寸；眉心至大椎为18寸
	前额两发角之间	9寸	横寸	
	两耳后高骨（乳突）之间	9寸		
胸腹部	心口窝（胸剑联合）至脐中	8寸	直寸	前正中线旁开的胸肋部取穴骨度，一般根据肋骨计算
	脐中至耻骨联合上缘	5寸	直寸	
	两乳头连线之间	8寸	横寸	女性用锁骨中线取代
背腰部	第七颈椎（大椎）以下至尾骶骨	21寸	直寸	第三胸椎下与肩胛冈脊柱缘平齐；第七胸椎下与肩胛下角平齐；第二腰椎下与肋弓下缘或肚脐平齐；第四腰椎下与髂嵴平齐
	肩胛骨内侧缘至后正中线	3寸	横寸	

续表

部位	起止点	折量分寸	度量法	说明
上肢部	腋前纹头至肘横纹	9寸	直寸	
	肘横纹至腕掌背侧横纹	12寸		
下肢部	股骨大转子至膝中	19寸	直寸	膝中的水平线，前平膝盖下缘；后平膝弯横纹；屈膝时平膝眼穴
	臀横纹至膝中	14寸	直寸	
	膝中至外踝尖	16寸		
	耻骨联合上缘至膝关节内上方高骨上凹陷	18寸		
	膝关节内下方高骨下至内踝高点	13寸		

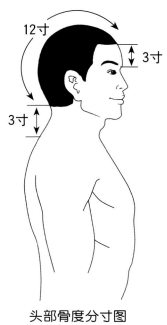

头部骨度分寸图

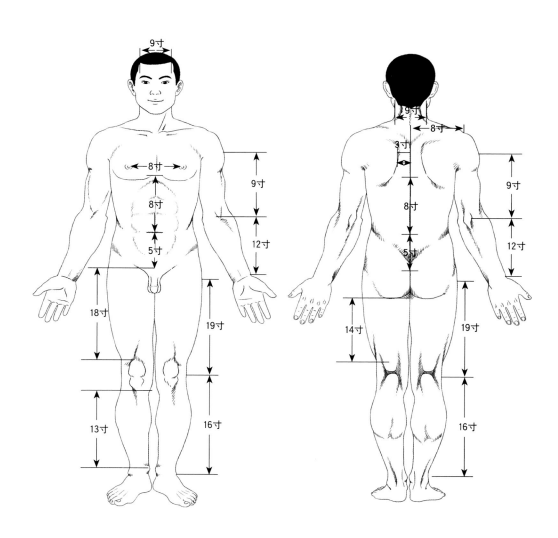

全身骨度分寸图

手指同身寸定位法

骨度分寸法可以精确定位穴位了，但却失于繁琐，有没有简便的方法呢？有，古人又发明了手指同身寸定位法。

以手指的长短、宽窄为依据定穴，因为此法只限于自身使用，故又称指寸法。

这个方法省事是省事了，但却有失精确，所以临床中当几种方法相互参考综合使用。

★ 1寸的定位方法（又称拇指同身寸法或中指同身寸法）

拇指同身寸是指寸法取穴方法之一，以拇指屈侧指节横纹两端间距离为1寸量取穴位。《千金要方》："取手拇指第一节横度为1寸。"适用于四肢部的取穴方法。

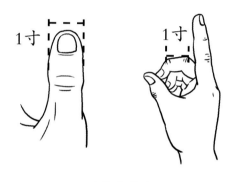

1寸的定位方法

中指同身寸也是指寸法取穴方法之一，以本人中指第一、第二指节横纹桡侧端间距离为1寸量取穴位。《太平圣惠方》："今取男左女右手中指第二节内度两横纹，相去为一寸。"适用于四肢直寸与背部横寸取穴。

具体取穴时，可将拇指与中指屈曲对接，形成环状，伸直其余手指，使中指桡侧面得到充分显露，取其中节上下两横纹之间的距离作为1寸。适用于四肢部腧穴的纵向比量和背、腰、骶部腧穴的横向取穴。

★ 1.5寸的定位方法

一般我们把示指、中指并拢后，以中指第二指节横纹为标准，两指的宽度定为1.5寸。

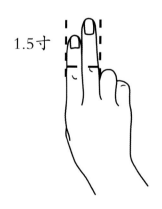

1.5寸的定位方法

★ 2寸的定位方法

中医针灸学课本上规定三横指为2寸，也有把示指指端到第二指指节横纹的长度定为2寸，还可以把拇指指端到第一、第二掌骨指蹼连接处定为2寸。

★ 3寸的定位方法（又称横指同身寸取穴法）

横指同身寸定位法（又叫一夫法）是指将第二、第三、第四、第五指并拢，以中指的第二指间关节横纹为基准做一条横线，两端的距离为3寸，适用于上下肢、下腹部的直寸和背部的横寸定穴的方法。

现在，通过拇指同身寸、中指同身寸、横指同身寸，确定了定位的标准尺寸，这样1寸、1.5寸、2寸、3寸就都有了。如果穴位是2.5寸，就1.5寸再加1寸；如果是4寸，就可以用"一夫法"加1寸；如果是5寸，就把"一夫法"再加2寸；要是6寸用两个"一夫法"就可以了。

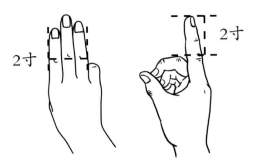

2寸的定位方法

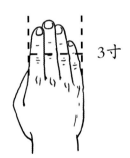

3寸的定位方法

常用简便取穴法

利用简便易行的方法取穴。如两耳尖直上与头顶正中线交点取百会穴；拇指向示指并拢，虎口处肌肉隆起最高点取合谷穴；两虎口自然平直交叉，示指指尖所抵达处取列缺穴；屈膝，掌心盖住膝关节髌骨，手指垂直向下（示指紧靠在小腿胫骨前嵴外缘），中指尖所达之处取足三里穴。

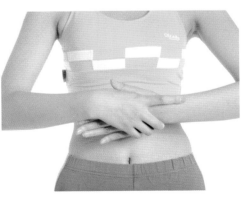

列缺穴简便取穴

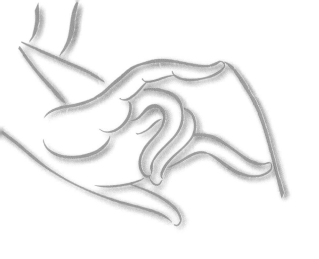

【第一章】

十二经络及特效穴位

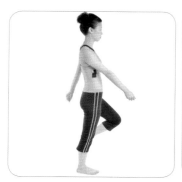
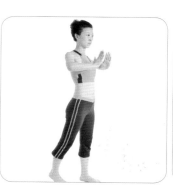
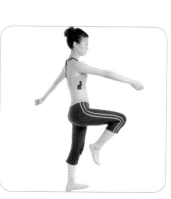

人体是一座摩天大厦

早在2000多年前，我国现存最早的医书《黄帝内经》中就有关于尸体解剖的记载。当时，不仅对人体外部做了细密的观察，而且通过解剖技术对人体内部器官也有了很多研究；甚而对某些器官的形状、大小、容量、构造等都有较为精确的描述，特别是对人体消化道的观察很是详尽；发现了心、肺、脾、肝、肾、膀胱、胆、脑、骨髓和女子胞宫（子宫）等器官和组织，并了解到它们的某些生理功能及其与外部器官的关联。这些发现和研究都在后来的实践过程中不断补充，得以逐步完善。

在中医学上，人体的结构被分为脏腑、经络、气血津液三大部分。它们在人体中各自具有不同的生理功能，但相互之间又是密切联系的。其中，脏腑是人体生命活动的中心，而气血津液则是由脏腑功能活动所生成，也是人体进行生理活动的物质基础，通过经络输布全身，供给机体维持生命的需要，从而形成一个统一的有机整体。

作为一个极其复杂的有机统一体，人体中内脏之间的联系，也是很广泛的，它们之间既有结构上的联络，又有功能上的联系。例如：脾的主要功能是主运化，将食物细化，并将营养输送到全身；但脾的运化，除胃为主要配合外，也要依靠肝气的疏泄，肺气的输布，心血的滋养，肾阳的温煦，胆也参与其间。所以，内脏之间的这种相互关系就好比一座摩天大厦，它们共同构成了人体生理活动的整体性，使得各种生理功能更为协调，这对于维持人体生命活动、保持健康具有十分重要的意义。

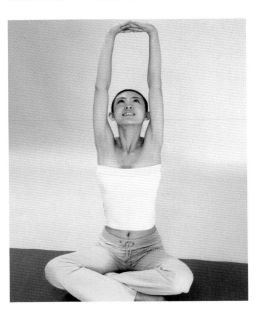

经络上的人体健康

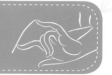

在中医学里，经络是人体气血的通道，是经脉与络脉的总称。

凡人体内行于深层纵行较大的主干脉为经脉，行于浅层横行较小的分支脉为络脉。它在人体内有沟通内外、贯穿上下、联系左右、网络周身的作用，可将外在的筋、脉、肌、皮、五官、九窍与内在的五脏六腑等连成统一的有机整体。

经络首先是气血在人体内传输的通道，五脏六腑十二经的气血循行畅通，人就不会生病。大多数人都会有经络堵塞的现象，如经络不通、气血不畅等。当通过按摩或者针灸等经络疏理方法，恢复了经络的畅通，使人体的气血能正常地流通，从而使各条经脉各循其位，营养也就能够合理、及时地供应，废弃物及时排出，这样，各种症状也就自然而然地消失，达到"通则不痛"的目的，正所谓《黄帝内经》一直都在强调的"正气存内，邪不可干"。

可以说，人体内外表里是一个统一的整体，内部的疾病可以反映到人体外部，脏腑的异常可以表露于经络，局

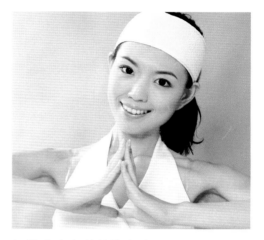

部的病变和整体的疾患皆可互为影响，疾病的信息能够互相沟通。《灵枢·邪客》中提到："肺心有邪，其气留于两肘；肝有邪，其气留于两腋；脾有邪，其气留于两髀；肾有邪，其气留于两腘。"其实，腋、髀、腘皆属于四肢八溪之处，凡病邪留而不去者，都容易在这些处所结聚，这些地方皆分布有重要俞穴，因此，疾病容易从这些部位的俞穴反映出来。

同时，经络又是人体抵御疾病的诊断系统，因为打通经络就是把已损坏的电路重新接通，所以，经络是"通则不痛，痛则不通"，就是这个道理。

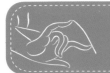

人体自身有百药

我国的中医学说认定：人体存在一个完整的经络系统，人体的各个部位，包括头、足、胸、腹、肢节乃至五脏六腑都由经络相连贯通，成为气血运行的通道。经为干线，络为分支，形成网络，将人体各部分及组织器官连结为一个整体，通过气血的运行维持正常的生理活动，并对机体的各种功能进行调节。而经络与疾病的关系互为因果，若经络功能失常，则招致外邪入侵机体而发病。发病之后，外邪循经络深入机体，引起一系列症状。病邪初犯肌表时

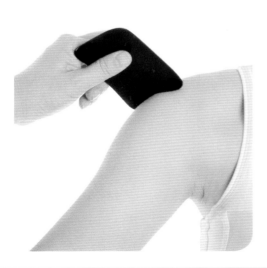

有发烧、恶寒、头痛等表象，循经入侵肺部时则继发咳嗽、气喘、胸痛等症状。此外，经络还是各脏腑之间、各脏腑与体表组织之间病变互相影响的传输管道，因为经脉循一定部位进行，且十二经脉与脏腑间存在经属关系，所以可依症状和发生部位作为诊断依据。

为什么每日凌晨3～5点开始莫名醒来？这是因为肺经气血旺盛时，发现了肺有潜在疾患，因此对人体进行提示，如果不知道经络的原理，就只能等到疾病成形，从而丧失了对疾病治疗的最佳时机。

其实，在肺癌早期发现有凌晨3～5点出现莫名醒来的状况时，在肺经选一个穴位按揉、针刺，即可帮助肺经气血通畅，缓解症状，同时也会防止症状进一步恶化。可见，掌握简单的经络知识，更好地了解自己身体给我们的信号，发挥人体自身预警系统的作用，谁都可以主宰自己的健康。

因此说来，有了经络这一大"法宝"，每个人都可以成为自己身体的健康管家。

人体十二经脉

手阳明大肠经

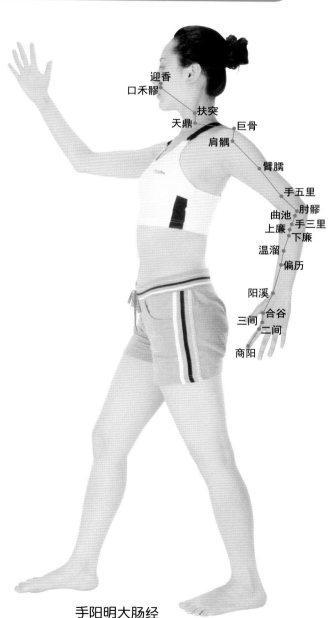

迎香
口禾髎
扶突
天鼎
巨骨
肩髃
臂臑
手五里
肘髎
曲池
手三里
上廉
下廉
温溜
偏历
阳溪
合谷
三间
二间
商阳

手阳明大肠经

大肠经起于示指末端，沿示指桡侧经第一掌骨与第二掌骨间入两筋间，沿小臂桡侧上行至肘外侧，经上臂后侧桡侧缘上肩，出肩峰前侧上行交会于头部，下入缺盆络肺，过膈肌属于大肠。由锁骨上窝分出支脉上行颈旁，过面颊入齿槽，转回出挟口旁，交会于人中部，然后左脉向右、右脉向左上挟鼻孔两旁接足阳明胃经。大肠经上的穴位从示指末端的商阳穴起，至鼻端的迎香穴止。

足太阳膀胱经

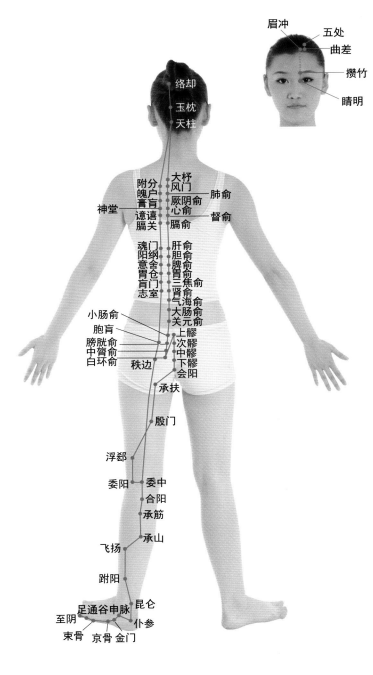

眉冲
五处
曲差
攒竹
睛明

络却
玉枕
天柱

附分
魄户
膏肓
神堂
譩譆
膈关

大杼
风门
厥阴俞
心俞
膈俞

肺俞
督俞

魂门
阳纲
意舍
胃仓
肓门
志室

肝俞
胆俞
脾俞
胃俞
三焦俞
肾俞
气海俞
大肠俞
关元俞

小肠俞
胞肓
膀胱俞
中膂俞
白环俞

上髎
次髎
中髎
下髎
会阳

秩边

承扶

殷门

浮郄

委阳

委中
合阳
承筋

承山

飞扬

跗阳

足通谷申脉
昆仑

至阴

仆参

束骨
京骨
金门

足太阳膀胱经

足太阳膀胱经简称膀胱经，是人体十二经脉之一。本经脉分支从头顶部分出，到耳上角部。直行本脉从头顶部分别向后行至枕骨处，进入颅腔，络脑，回出分别下行到项部，下行交会于大椎穴，再分左右沿肩胛内侧，脊柱两旁，到达腰部，进入脊柱两旁的肌肉，深入体腔，络肾，属膀胱。本经脉一分支从腰部分出，沿脊柱两旁下行，穿过臀部，从大腿后侧外缘下行至腘窝中。另一分支从项分出下行，经肩胛内侧，从附分穴挟脊下行至髀枢，经大腿后侧至腘窝中与前一支脉会合，然后下行穿过腓肠肌，出走于足外踝后，沿足背外侧缘至小趾外侧端，交于足少阴肾经。

手太阳小肠经

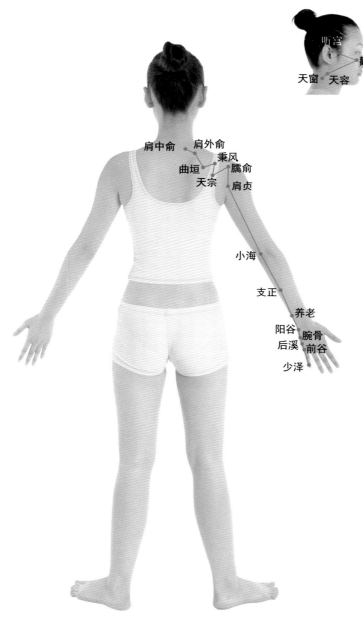

听宫
颧髎
天窗　天容

肩中俞　肩外俞
　　　　秉风
曲垣　　臑俞
天宗　　肩贞

小海

支正

养老
阳谷　腕骨
后溪　前谷
　　少泽

手太阳小肠经循行路线起自手小指尺侧端，沿手掌尺侧缘上行，出尺骨茎突，沿前臂后边尺侧直上，从尺骨鹰嘴和肱骨内上髁之间向上，沿上臂后内侧出行到肩关节后，绕肩胛，在大椎穴处（后颈部椎骨隆起处）与督脉相会。又向前进入锁骨上窝，深入体腔，联络心脏，沿食道下行，穿膈肌，到胃部，入属小肠。其分支从锁骨上窝沿颈上面颊到外眼角，又折回进入耳中。另一支脉从面颊部分出，经眶下，达鼻根部的内眼角，然后斜行到颧部。脉气由此与足太阳膀胱经相接。

手太阳小肠经

手少阳三焦经

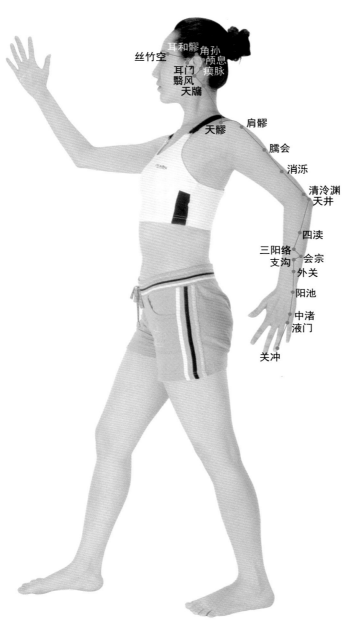

丝竹空
耳和髎
角孙
颅息
瘈脉
耳门
翳风
天牖
肩髎
天髎
臑会
消泺
清泠渊
天井
四渎
三阳络
会宗
支沟
外关
阳池
中渚
液门
关冲

手少阳三焦经

该经起自环指尺侧端，上出于第四、第五两指之间，沿手背至腕部，向上经尺、桡两骨之间通过肘尖部、沿上臂后到肩部，在大椎穴处与督脉相会；又从足少阳胆经后，前行进入锁骨上窝，分布在两乳之间，脉气散布联络心包，向下贯穿膈肌。其支者：从膻中上出缺盆。上项，系耳后，直上出耳角，以屈下颊至。其支者：从耳后入耳中，出走耳前，过客主人，前交颊，至目锐眦。统属于上、中、下三焦。另一支脉从耳后进入耳中，出行至耳前，在面颊部与前条支脉相交，到达外眼角。脉气由此与足少阳胆经相接。

手厥阴心包经

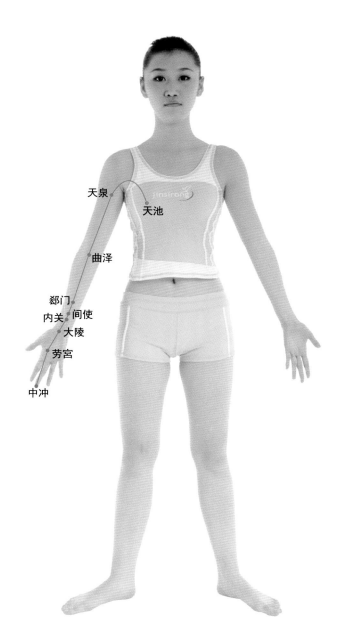

天泉
天池
曲泽
郄门
内关 间使
大陵
劳宫
中冲

手厥阴心包经是人体十二经脉之一，简称心包经。本经起于胸中，出属心包络，向下穿过膈肌，络于上、中、下三焦。其分支从胸中分出，出胁部当腋下3寸处天池穴，向上至腋窝下，沿上肢内侧中线入肘，过腕部，入掌中，沿中指桡侧至末端中冲穴。另一分支从掌中分出，沿环指尺侧端行，经气于关冲穴与手少阳三焦经相接。

手厥阴心包经

足阳明胃经

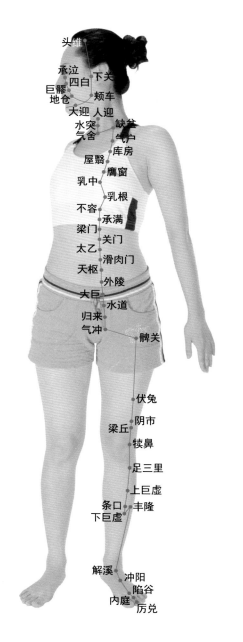

足阳明胃经是人体十二经脉之一，简称胃经，本经是一条非常长的经脉。本经起于鼻翼两旁迎香穴，夹鼻上行，至鼻根部，与足太阳膀胱经相交于目内眦，向下沿鼻柱外侧，入上齿中，还出，环绕嘴唇，在颏唇沟承浆穴处左右相交，退回沿下颌骨后下缘经下颌角上行过耳前，沿发际，到额前神庭穴。其下行支脉沿喉咙向下后行，左右交会并与督脉在大椎穴处相会，折向前行，入缺盆，深入体腔，下行穿过膈肌，属胃，络脾。其直行主干从缺盆出体表，沿乳中线下行，夹脐两旁旁开2寸，下行至腹股沟处的气街穴，沿大腿前侧，至膝膑，沿下肢胫骨前缘下行至足背，入足第二趾外侧端厉兑穴。另一分支从足背上冲阳穴分出，前行入足大趾内侧端，经气于隐白穴与足太阴脾经相接。

足阳明胃经

足少阳胆经

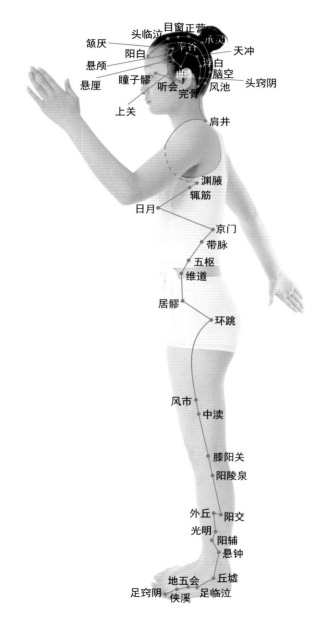

足少阳胆经

足少阳胆经是人体十二经脉之一。本经起于目外眦瞳子髎穴，上至头角，再向下到耳后，再折向上行，经额部至眉上，又向后折至枕部，沿颈下行至肩上，左右交会并与督脉相会于大椎穴，前行入缺盆。其分支：从目外眦分出，下行至大迎穴，行至目眶下，分支经过下颌角部下行至颈部，入缺盆后，深入体腔，穿过膈肌，络肝，属胆，沿胁里浅出气街，绕毛际，横向至环跳穴处。直行主干从缺盆下行腋部，沿胸侧，过季肋，下行至环跳穴处与前脉会合，再向下沿大腿外侧、膝关节外缘，行于腓骨前面，直下至腓骨下端，浅出外踝之前，沿足背行出于足第四趾外侧端窍阴穴。其分支从足背分出，前行出足大趾外侧端，折回穿过爪甲，分布于足大趾爪甲后丛毛中，交与足厥阴肝经。

足太阴脾经

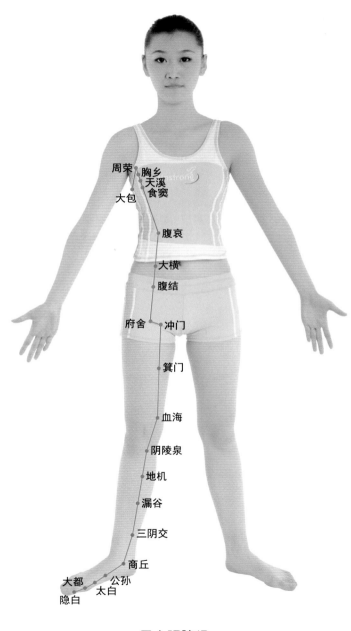

周荣
胸乡
天溪
食窦
大包
腹哀
大横
腹结
府舍
冲门
箕门
血海
阴陵泉
地机
漏谷
三阴交
商丘
大都
公孙
太白
隐白

足太阴脾经

足太阴脾经是人体十二经脉之一，简称脾经。本经起于足大趾内侧端隐白穴，沿内侧赤白肉际上行，过内踝的前缘，沿小腿内侧正中线上行，在内踝上8寸处，交出足厥阴肝经之前，上行沿大腿内侧前缘，进入腹部，属脾，络胃。向上穿过膈肌，沿食道两旁，连舌本，散舌下。其分支从胃别出，上行通过膈肌，注入心中，与手少阴心经相接。

手太阴肺经

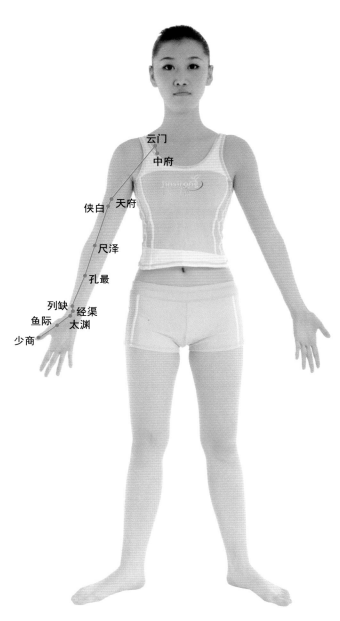

云门
中府
侠白 天府
尺泽
孔最
列缺
鱼际 经渠
太渊
少商

手太阴肺经

手太阴肺经是人体十二经脉之一，简称肺经。本经起于中焦，向下络大肠，回过来沿着胃上口穿过膈肌，入属肺，从肺系横行出于胸壁外上方，出腋下，沿上肢内侧前缘下行，过肘窝入寸口上鱼际，直出拇指桡侧端少商穴。其分支从前臂列缺穴处分出，沿掌背侧走向示指桡侧端，于商阳穴与手阳明大肠经相接。

足阙阴肝经

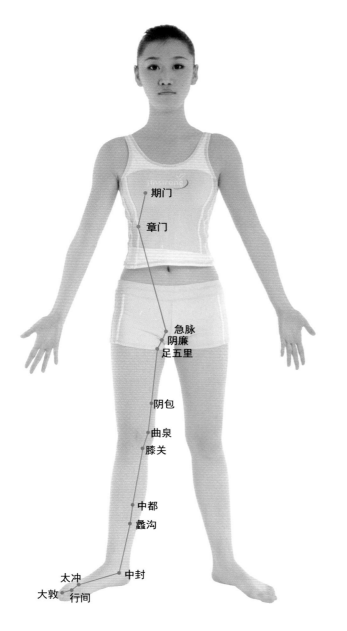

期门

章门

急脉
阴廉
足五里

阴包

曲泉
膝关

中都
蠡沟

太冲　中封
大敦　行间

足厥阴肝经简称肝经，本经起于足大趾爪甲后丛毛处，向上沿足背至内踝前1寸处，向上沿胫骨内缘，在内踝上8寸处交出足太阴脾经之后，上行过膝内侧，沿大腿内侧中线进入阴毛中，绕阴器，至小腹，夹胃两旁，属肝，络胆，向上穿过膈肌，分布于胁肋部。沿喉咙的后边，向上进入鼻咽部，上行连接目系，出于额，上行与督脉会于头顶部。其分支从肝分出，穿过膈肌，向上注入肺，与手太阴肺经相接。

足厥阴肝经

足少阴肾经

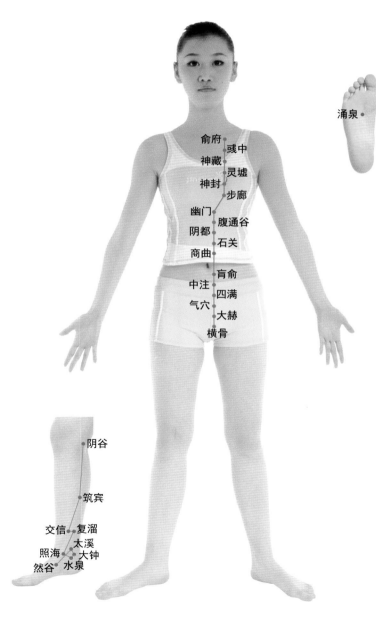

俞府
彧中
神藏
灵墟
神封
步廊
幽门
腹通谷
阴都
石关
商曲
肓俞
中注
四满
气穴
大赫
横骨

涌泉

阴谷
筑宾
交信 复溜
太溪
照海 大钟
然谷 水泉

足少阴肾经

足少阴肾经是人体十二经脉之一，简称肾经。本经起于足小趾下，斜行于足心涌泉穴，出行于舟骨粗隆之下，沿内踝后，分出进入足跟，向上沿小腿内侧后缘，至腘内侧，上股内侧后缘入脊内，穿过脊柱，属肾，络膀胱。其直行主干从肾分出，上行，穿过肝和膈肌，进入肺，沿喉咙，到舌根两旁。其分支从肺中分出，络心，注于胸中，与手厥阴心包经相接。

手少阴心经

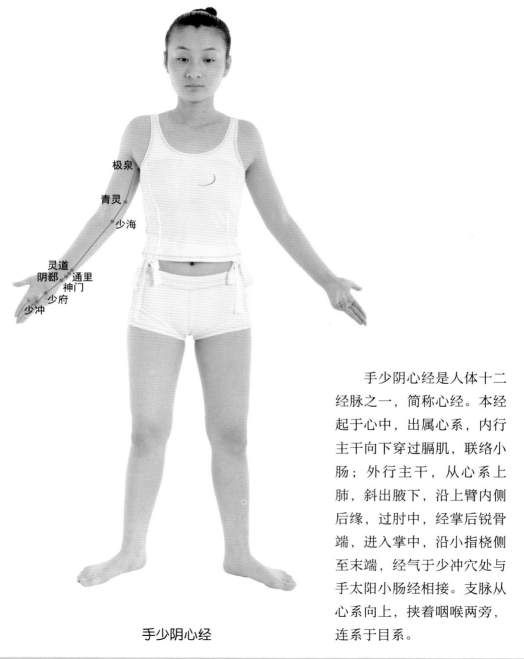

极泉
青灵
少海
灵道
阴郄　通里
神门
少府
少冲

手少阴心经

手少阴心经是人体十二经脉之一，简称心经。本经起于心中，出属心系，内行主干向下穿过膈肌，联络小肠；外行主干，从心系上肺，斜出腋下，沿上臂内侧后缘，过肘中，经掌后锐骨端，进入掌中，沿小指桡侧至末端，经气于少冲穴处与手太阳小肠经相接。支脉从心系向上，挟着咽喉两旁，连系于目系。

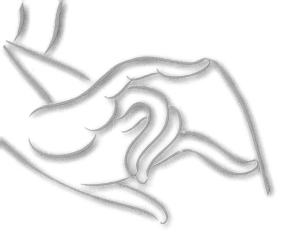

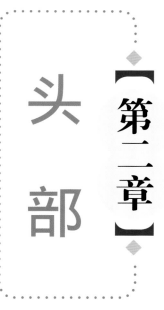

【第二章】

头部

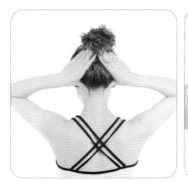

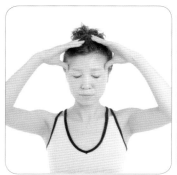

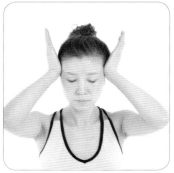

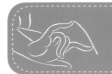

认识头部

头脑为奇恒之府

脑，在中医里又被称为"奇恒之府"，也叫髓海、头髓，它深藏于头部，位于人体最上部，其外为头面，内为脑髓，是精髓和神明高度汇集之处。

头部位于整个人体的最顶端，是十二经脉三百六十五络之气血汇集之处，故中医也称头为"诸阳之会"。中医认为，脑的生理病理应统归于心而分属于五脏，认为心是君主之官，是五脏六腑的"上司"，称之为"心藏神"。把神分为神、魂、魄、意、志五种不同的表现，分别归属于心、肝、肺、脾、肾五脏，称之为"五神脏"。

肾藏精，精生髓，髓聚于脑，故脑的生理与肾的关系最为密切。肾精充盈，髓海就有了充足的养料，因此脑发育健全，从而人的精力充沛，耳聪目明，思维敏捷，动作灵巧。如果肾精亏少，髓海得不到足够的养分，导致脑髓不足，就会出现头晕、健忘、耳鸣，甚至记忆减退、思维迟钝等症状。

中医也有心脑相通的说法。"心主神明，脑为元神之府；心主血，上供于脑，血足则脑髓充盈；故心与脑相通。"

肺主一身之气，朝百脉，助心行血。肺功能正常，则气血充足，髓海有余，所以说脑与肺也有着密切的关系。

脾为后天之本，气血生化之源，主升清。脾胃健旺，则五脏安和；脾胃虚衰则九窍不通，清阳之气不能上行，脑部就失去了养分。所以，从脾胃入手益气升阳是治疗脑病的主要方法之一。

肝主疏泄，调畅气机，又主藏血，气机调畅。若气血和调，则脑清神聪；若疏泄失常，则或情志失调，或清窍闭塞，或血溢于脑；若肝失藏血，脑失所主，或神物为两，或变生他疾。

以上，不难看出，五脏是一个系统的整体，人的神志活动虽分属于五脏，但以心为主导；脑虽为元神之府，但脑隶属于五脏，脑的生理病理与五脏息息相关。

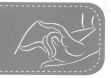

头部保养事

日常习惯

减少开夜车

人体内的肾上腺皮质激素和生长激素只有在夜间睡眠时才分泌，前者在黎明前分泌，后者入睡后即生长。肾上腺皮质激素具有促进体内糖的代谢与肌肉发育的功能；生长激素既可促进青少年的生长发育，又能使人的机体节律紊乱。如果夜晚用脑过度，会使人的机体节律紊乱，导致脑细胞衰减。

活动"心眼"变聪明

人们通常认为，人一出生就有大脑，而大脑的功能会随着人们年龄的增长而逐渐衰退直至死亡。然而经过研究发现，很多因素都可以促进大脑的自我更新，如锻炼身体、动脑动手等，这些都属于促进大脑更新的良性因素。一方面躯体活动能整体改善人们的健康状况，另一方面精神活动则能显著降低记忆力衰退的风险。读书、玩纸牌、下象棋、学外语、玩智力游戏等都可以增加神经突触的数目，增强神经细胞间的信号传导，巩固记忆力。

休养体操

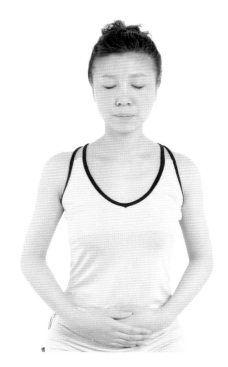

1 坐在椅子上，端正坐姿，全身放松，双脚张开平踏在地上，与肩同宽，双手重叠置于下腹部，双目微闭，抬头端平，呼吸自然均匀，保持3分钟。

2 双手张开放于头后，掌心朝向头部一侧，拇指分别放在两侧的风池穴上，其余四指并拢，向上伸直贴于头部两侧，稍用力按压0.5～1分钟。

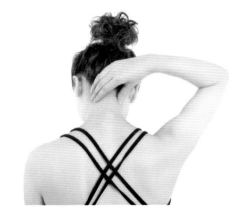

风池

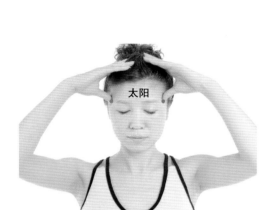

太阳

3 双手拇指指腹按于两侧的太阳穴处，其余四指伸直叉开抓在头上，稍用力按揉0.5～1分钟。

4 单手上举放在颈后，拇指指腹和并拢的其余四指分别放在颈椎左右两侧，向中间做对合用力动作，将颈肌向上提起后放松，沿风池穴向下拿捏至大椎穴0.5～1分钟。

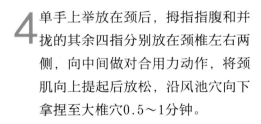

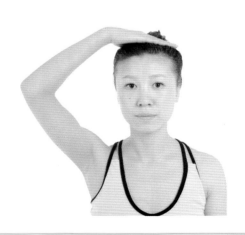

5 单手五指并拢，掌心放在头顶正中的百会穴处，由轻到重分别按顺时针、逆时针方向摩揉0.5～1分钟。

6 先将右手拇指指尖，放在左手虎口下处的合谷穴上，稍用力掐压0.5～1分钟；然后换左手指尖掐压右手的合谷穴，如此双手交替进行数次。

合谷

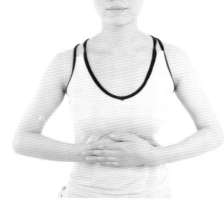

7 左手手掌重叠置于右手手背上，将右手掌心放在胸部正中，沿腹中线至关元穴方向稍用力上下推擦，反复操作0.5～1分钟。

8 将双手手掌相叠放置，将掌根置于上腹部，紧贴关元穴，顺时针打圈揉按0.5～1分钟。

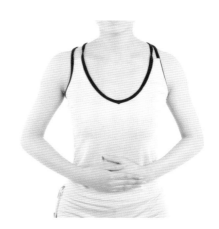

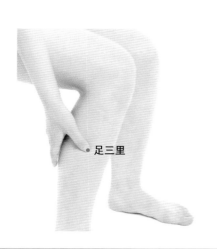

足三里

9 分别将双手拇指指端置于同侧小腿的足三里处，其余四指放于小腿后侧，稍用力按揉0.5～1分钟。

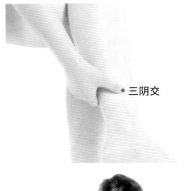

三阴交

10 先将左（右）侧小腿平放在对侧膝盖上，用右（左）手拇指指尖放在抬起的这只腿的三阴交穴上，稍用力掐揉0.5～1分钟；再将另一侧小腿放于对侧膝盖上用对侧手拇指掐揉，两侧交替进行。

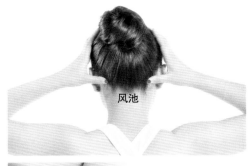

风池

11 双手手指向内自然屈曲呈爪型，分别放于前发际左右两侧，适当用力沿头部的两侧至头后的风池穴方向，从前到后稍用力进行推梳0.5～1分钟。

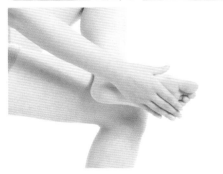

12 先将左下肢平放在右侧膝上，用右手掌心对涌泉穴反复进行摩擦0.5～1分钟，以足心有温热感为度，然后换擦右足，双足交替进行。

跳绳

跳绳时，手握绳头，不停地做旋转运动，能刺激手掌与手指的穴位，从而疏通手部经络，使手和上肢的6条经络气血畅流，上输于脑，对大脑和脑垂体等组织发生作用，增加脑神经细胞的活力，提高思维能力。

注意：

跳绳前先活动手臂、膝盖、脚趾的关节，做好暖身运动后再开始跳。跳时，呼吸要自然、有节奏，着地时，脚尖要先着地。

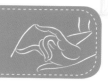

头部病事

按摩天柱穴和太冲穴治头痛

从前文我们已经知道，以中医学的观点来看，人体是以五脏为中心，通过经络系统，将六腑、五体、五官、九窍、四肢百骸等全身组织器官组成一个有机的整体，并通过精、气、血、津液的作用来完成机体统一的功能活动。各脏腑、器官在生理上和病理上都是相互联系、相互影响的。

头为元神所居，"诸阳之会""清阳之府"，又为髓海所在之处，所以，凡五脏精华之血，六腑清阳之气，皆汇于此。于是天气所发，六淫之邪，人气所变，五脏之逆，均可导致头痛。头痛是全身病理变化的局部反应，有外感与内伤之分，痛时轻重不一，痛处各异。特别是慢性头痛，往往反复发作，痛苦异常。

按摩天柱穴

按摩天柱穴和太冲穴可疏经活络，使头痛症状减轻或消失。

天柱穴位于后发际5分，第一颈椎棘突下旁开1.3寸，斜方肌外缘凹陷中。

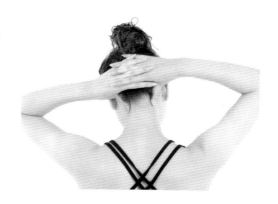

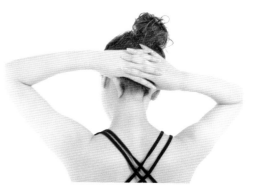

1 取坐姿，双手交叉，拇指分别按住穴位处。先按右穴，然后按左穴，头部向左稍倾，呼气并数1、2，渐渐用力，数3时强按穴位，吸气并数4、5、6，身体放松，头部恢复原位。需要注意的是，当头部向一方倾斜时，指按另一方的穴位。

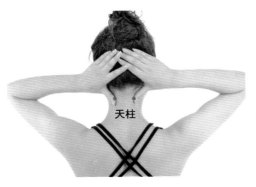

天柱

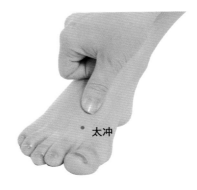

太冲

2 取坐姿，用双手拇指在天柱穴下5厘米处，呼气并慢慢擦揉天柱穴。左右天柱穴先做指按法1次，再做指擦法1次，即1回。重复动作3～6回。

2 取坐姿，用右手拇指按在右脚太冲穴上3厘米处，从脚前部向脚根部慢慢擦揉并呼气。

按摩太冲穴

太冲穴位于足背第一、二趾缝上2寸凹陷中。

> **注意：**
>
> 指按法1次，指擦法1次，即1回。左右脚穴位各做3～6回。

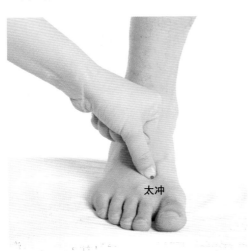

太冲

减轻头痛的"倒行法"

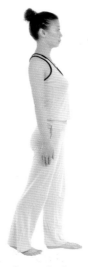

1 取坐姿，右脚搭在椅子上，右手拇指垂直按住穴位处，呼气并数1、2，渐渐用力，数3时强按穴位，吸气并数4、5、6，身体放松。

1 选一处平坦、安全、安静、无障碍、宽敞的场地，在固定的时间（如清晨或晚间，也可以在头痛发作的时候）进行练习。

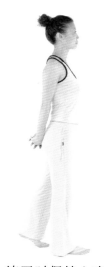 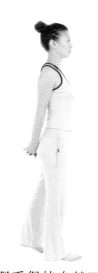 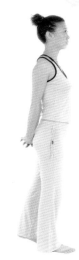

2 练习时保持心态平和，排除一切杂念，全身放松。

3 双手保持自然下垂或向后互握，成直线倒行或倒退小跑。注意速度不要太快，动作也不能太过激烈。

4 坚持20～30分钟，头痛症状可以减轻或消失。

按摩治疗头痛

　　本方法适用于紧张性头痛、神经性头痛、偏头痛、高血压头痛、脑供血不足性头痛、脊椎病性头痛、神经衰弱性头痛及感冒头痛，每日2～3次为宜。

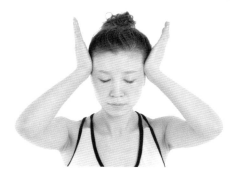 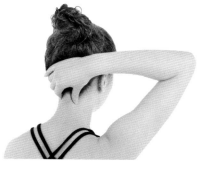

1 取坐位，含胸拔背，气息调和。将双手手掌根贴在太阳穴上，双目自然闭合，轻缓平和地揉动30次。

2 用拇指与示指、中指相对捏住颈后肌肉近发际的地方，采用一上一下、一紧一松的按摩手法，以颈部感到酸胀为度，次数自定，可以左右手交替进行。

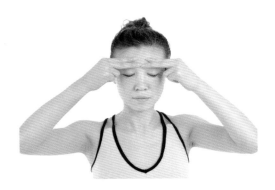

3 将双手拇指按在太阳穴上，以示指、中指指腹由正中印堂穴沿眉毛两侧分别抹开，双目自然闭合。手法要有轻有重，做10～15次。

4 双手指腹插于头皮处，按压头皮并急速放松，如此使用十指啄法按摩全头。

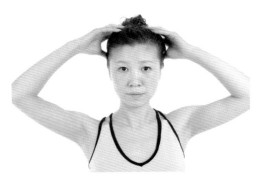

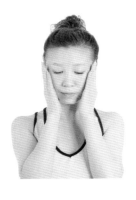

5 用手指揉擦面、颊、额，结束本次按摩治疗。

头部的醒神健脑丸

我们知道，脑的营养来自两条动脉：颈内动脉和椎动脉。大脑半球前2/3和部分间脑由颈内动脉供应，大脑半球后1/3以及部分间脑、脑干和小脑由椎动脉供应。进入中年后，随着年龄的增加，动脉管壁弹性下降，管腔狭窄，或受外界因素压迫（如颈椎骨质增生，使穿行在颈椎横突孔内上行的椎动脉受压），导致脑部血流量减少，出现头晕、目眩、耳鸣、记忆力减退等症状。

古人曰："天柱、大钟按摩宽，便是醒神腱脑丸。"坚持按摩天柱穴、大钟穴，再加上头顶按摩，可改善脑部血液循环，通畅气血，调和百脉，起到健脑防病之功效。

按摩大钟穴

大钟穴位于足内踝后5分的太溪穴下部与后跟腿侧边的交点。

用大拇指指腹按压在大钟穴上，每侧由上而下按摩20次。

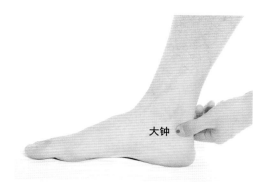

按摩头顶

按摩头顶，即搓头皮。

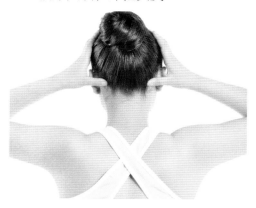

1 双手做"梳头"动作，从前发际到后发际，反复10次。

2 双手拇指按住两侧太阳穴，其余四指抓住头顶，以中度的力量旋转四指指腹，从上到下，再从下向上按摩头顶各处。如此反复10次。

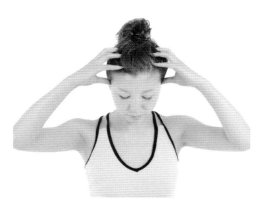

失眠要找"失眠穴"

　　我们的身体，原本一入夜便自然会想睡觉。不过，有人钻进被窝中，却怎么努力也无法入眠。这些人一心要睡，反而使神经更加兴奋，而无法入睡大多是由自律神经的平衡不佳所引起的。

　　自律神经中，有交感神经和副交感神经，即由这两组作用相反的神经，而调整全身器官或血管等作用。其中，交感神经作用增强，则肌肉紧张，造成身体容易活动的状态，清醒状态也是其中之一。相反的，交感神经受抑制，副交感神经作用增强时，血液循环较佳、紧张的肌肉会变松弛，而呈现休息或睡眠状态。

　　根据传统中医理论，失眠的原因主要为脏腑机能紊乱，尤其是心的温阳功能与肾的滋阴功能不能协调、气血亏虚、阴阳失调等。所以，我们应该着重运用交通心肾、调节气血的手法。总而言之，神经兴奋无法入眠时，刺激穴道相当有效，正所谓失眠要找"失眠穴"。

按摩膻中穴

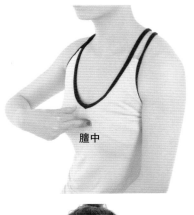

膻中

1 指按法：坐姿，用中指按住膻中穴，呼气并数1、2，渐渐用力，数3时强按穴位，吸气并数4、5、6，身体放松。

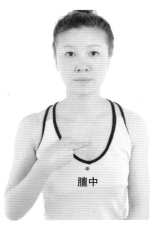

膻中

2 指擦法：坐姿，用中指在膻中穴上下5厘米处，呼气并由上至下慢慢擦揉。

注意：
　　指按法1次，指擦法1次，即1回，重复动作3～6回。

按摩风池穴

风池穴位于颈后枕骨下与乳突一缘相平，项肌隆起外侧缘凹陷处。

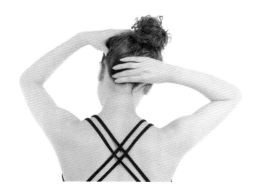

1 指按法：坐姿，左手按住左头部，右手拇指按住风池穴，用左手轻推头部向右侧倾斜。呼气并数1、2，渐渐用力，数3时强按穴位，吸气并数4、5、6，身体放松，头部恢复原位。

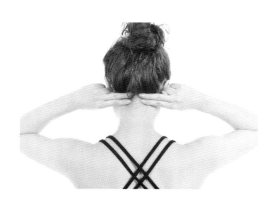

2 指擦法：双手示指、中指分别在风池穴左右5厘米处，从左至右吸气并慢慢擦揉。左右穴位，先做指按法1次，再做指擦法1次，即1回。重复动作3～6回。

按摩失眠穴

失眠穴，经外穴名。顾名思义，即为治疗失眠的穴位。位于足底跟部，当足底中线与内、外踝尖连线相交处，即脚跟的中心处。

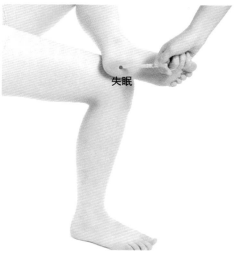

失眠

走路姿势不对会伤脑

低头走路造成的结果就是阳气不升，从而影响大脑正常的气血供应。

外八字走路有碍阳经，使肝、脾、肾脏气血紧张，血流不畅，影响大脑血液的供应，造成大脑血液回流不畅。

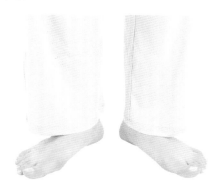

内八字则影响胆、胃和膀胱的经络，而这些经络均在脊柱的周围，脊柱周围气血不畅，一样影响大脑血液的循环。

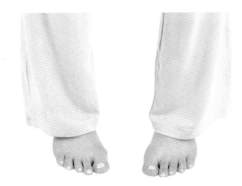

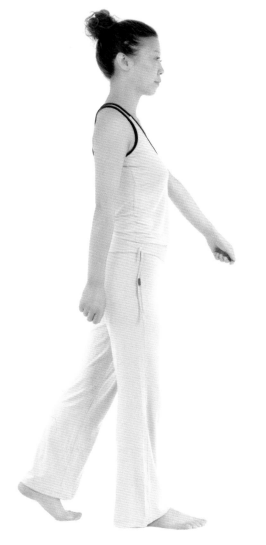

青少年常体现出的侧颈、斜肩的走路姿势也会影响督脉的气血运行，造成气血不周，阳气不升。

走路抬头挺胸才有利于周身与大脑的气血回流，也就是说，抬头挺胸走路时，是让大脑得到休息的机会，这个姿势使低头工作的状态变为"阳气升发"的抬头状态，正好补偿了人因为低头工作，给大脑造成的紧张以及气血流通不畅等问题。

走路时的正确姿势应该是，双目平视前方，头微昂，颈正直，胸部自然前上挺，腰部挺直，收小腹，臀部略向后突，步行后蹬着力点侧重在跖趾关节内侧。

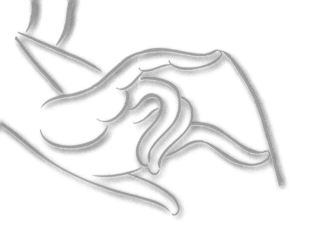

【第三章】

面部

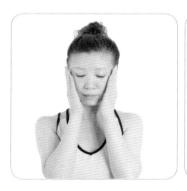
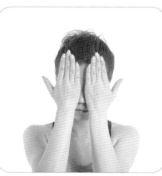
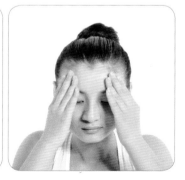

认识面部

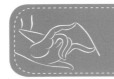

面部的经络与穴位

面部可分成各个反应区，分别反映"五脏、六腑、肢节之部"的病症。所谓"五色各见其部，察其浮沉，以知浅深；察其泽夭，以观成败，察其散搏，以知远近；视色上下，以知病处"。这是脏腑肢节的病理变化反映于体表的一个重要方法，同时也是经络学说"视其外应，以知其内脏"的内容之一。

面部居于全身的首要地位。"十二经脉，三百六十五络，其血气皆上于面而走空窍。……其宗气上出于鼻而为臭（嗅）。"

十二经别的循行分布在体内沟通表里脏腑后，表里十二经的经别都相合而上走头面部。在奇经八脉中，督脉"下额，抵鼻柱"；任脉"循面入目"；冲脉除合并任脉循面入目外，还"渗诸阳，灌诸精"，加强了头面与全身内外的联系。通过经络气血的传输，使面部与全身的脏腑肢节联系为一个整体，故脏腑肢节的病理变化能在面部的一定区域反映出来。

面部常见穴位及功效

【承浆】在颏唇沟的中央，当下唇下陷中。

主治：口眼歪斜，面肿，龈肿，齿痛，流涎，癫狂。

【人中】在人中沟上中1/3处。

主治：口眼歪斜，流涎，鼻塞。

【睛明】目内眦上方1分处。

主治：目赤肿痛，迎风流泪，目内眦痒痛，目眩，近视，色盲。

【地仓】在口角旁开4分处。

主治：口眼歪斜，流涎。

【承泣】目正视，瞳孔直下，当眶下缘与眼球之间。

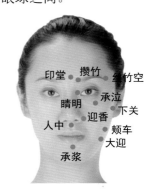

面部常用穴位图一

主治：目赤肿痛，夜盲，迎风流泪，口眼歪斜。

【四白】目正视，瞳孔直下，当颧骨上方凹陷中。

主治：目赤痒痛，目翳，口眼歪斜，头痛眩晕。

【下关】在颧弓与下颌切迹之间的凹陷中，合口有孔，张口即闭。

主治：齿痛，耳鸣，耳聋，口眼歪斜，牙关开合不利。

【大迎】在下颌角前1寸3分，当咬肌附着部前缘。

主治：口噤，颊肿，齿痛。

【迎香】在鼻翼外缘中点旁开5分，当鼻唇沟中。

主治：鼻塞，鼻渊，口眼歪斜，面痒，面肿。

【攒竹】眉毛内端，当眶上切迹处。

主治：视物不明，流泪，口眼㖞斜。

【鱼腰】在眉毛的中点。

主治：目赤肿痛，眼睑下垂，眉棱骨痛。

【丝竹空】在眉梢的凹陷中。

主治：头痛，目眩，目赤痛，齿痛，癫痫。

【印堂】在两眉连线的中点。

主治：头痛，眩晕，鼻渊，鼻衄，小儿惊风，产后血虚。

【角孙】将耳郭前后对折，在耳尖所到的颞颌部。

主治：耳部肿痛，目翳，齿痛，唇燥，颈项强直。

【耳门】在耳屏上切迹前方，当下颌骨髁状突后缘凹陷中。

主治：耳鸣，耳聋，齿痛。

【听宫】在耳屏前下颌关节髁状突的后缘，张口呈凹陷处。

主治：耳鸣，耳聋。

【听会】在耳屏切迹前方，下颌骨髁状突后缘，张口有孔。

主治：耳聋，耳鸣，齿痛，口眼歪斜，下颌关节脱臼。

【翳风】乳突前下方，平耳垂后下缘的凹陷中。

主治：耳鸣，耳聋，口眼歪斜，牙关紧闭，颊肿。

【颊车】在下颌角前上方一横指凹陷中，咬紧牙齿时，当咬肌的最高隆起处。

主治：口眼歪斜，颊肿，齿痛，口噤不语。

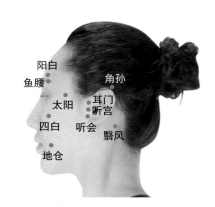

面部常用穴位图二

【阳白】目正视，瞳孔直下，在眉上1寸处。

主治：头痛，目痛，目眩，外眦疼痛，夜盲。

【太阳】在眉梢与目外眦之间向后约1寸的凹陷中。

主治：头痛，牙痛，目赤肿痛，面瘫。

写在脸上的健康书

古有"望面色，审苗窍"之说，就是说从一个人的面相上可以看出他得了哪种疾病。其实，我们也能根据自己的脸色判断自己有哪方面的疾病。正常人的面色是红润、有光泽的，透着健康的气息，如果身体有某种疾病，脸色就可能发生变化。

脸色苍白

"心主血脉，其华在面"，脸色苍白是血气不足的表现。一般情况下，脸色淡白多是气虚的表现，如果淡白的脸上缺乏光泽，或者是黄白如鸡皮一样，则是血虚的症状。另外，体内有寒、手脚冰凉的人也会脸色苍白，这是阳虚在作怪，这样的人需要多运动。运动生阳，对改善阳虚很有效果。热水泡脚和按摩脚底涌泉穴的效果也不错，饮食上应多食用红枣、红糖等。

脸色发青

肝在五行当中属木，为青色。面色发青的人，多见于肝胆及经络病症，多是阴寒内盛或是血行不畅。天气寒冷的时候，人的脸色会发青，这是正常的生理反应，只要注意保暖就可以了。如果并非处在寒冷的环境中，脸色还发青，就是肝肾的问题了。经常喝酒的人也常会脸色发青。

脸色土黄

脸色土黄的人一般有懒动、偏食、大便不调等症状，这时应注意健益脾胃。捏脊可以督一身之气、调理脏腑、疏通经络，对于改善脾胃有很好的效果。

通过脸色就可以看出一个人的健康状况，所以我们平时一定要注意观察，关注自己的健康。

脸颊发红

脸颊爬上两团莫名其妙的"高原红"，这可能是西医所说的"原因不明的微热"，因体力过度消耗、身体水分失调引起。如果除了两颊发红，还出汗、气喘，这可能是高热引发。洗个舒服的热水澡，吃两片退烧药，再美美地睡一觉，就能适当缓解。

颧骨上出现皱纹

可能是肝脏功能异常所致。当肝功能无法净化血液或供给血液足够氧分，会让血液变混浊，体内新陈代谢速率降低，皮肤敏感性增高，导致皱纹出现。除了看医生提高肝功能代谢率以外，还需注意防晒，颧骨处的皮肤较薄，紫外线强烈也会对其带来伤害。

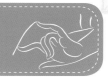

面部保养事

日常保养习惯

搓脸

搓脸是一种可以促进健康的保健方法，经常搓脸，人就可以变得脸色红润、双眼有神。这也是《如皋长寿方案》中介绍的如皋长寿老人的一种养生方法。

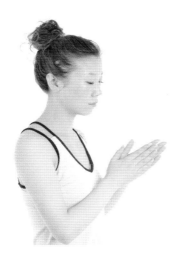 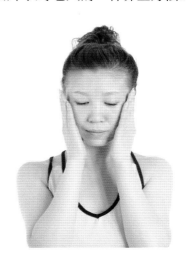

搓脸的方法很简单，它不受时间、地点的限制，疲劳时、困倦时、身体不舒服时，都可以搓一搓。如皋老人通常都先把双手搓热，然后用搓热的双手去搓脸，可以从上往下，也可以从下向上，每次都把下巴、嘴巴、鼻子、眼睛、额头、两鬓、面颊全部搓到，过程可快可慢，以自己感觉舒服为宜。

面宜常洗

洗脸的次数，早、中、晚要各洗1次，至少每日洗2次，早、晚各1次。这样既能充分发挥乳化膜的生理作用，又可及时除去陈旧的皮脂等污垢物，保持面部皮肤的润洁与光泽。

面部放松体操

眼球运动

头部保持不动，双眼微闭，想象面前有一巨大的钟面，眼球跟着时针移动的方向做最大范围的转动。从1点顺时针至12点，再逆时针转动1次，重复3～5次。然后仍然保持头部不动，眼睛从12点的位置直接移动到6点的位置，接着1点至7点、2点至8点、3点至9点……直到5点至11点，再由反方向做1次。

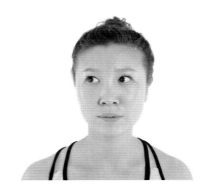

眉眼运动

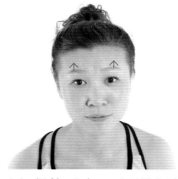

1 头部保持不动，两眼注视前方，尽量将眉毛提起然后放下，上、下各重复10次左右，每次保持1～2秒钟。

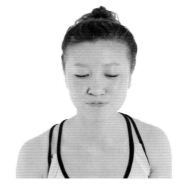

2 用力闭上眼睛，整个脸部跟着皱起来，然后张开，再闭上，重复10次左右。

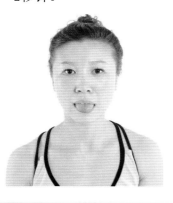

3 多种表情运动为避免脸部表情的僵化，可以经常像扮鬼脸一般进行多种表情运动。具体方法为面对镜子，挤眉、弄眼、皱鼻、鼓腮、伸舌、露牙、装苦相、作笑脸等动作随意进行1～2分钟。

嘴巴运动

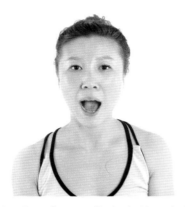
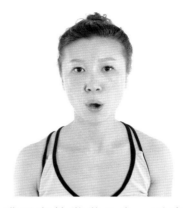

1 将嘴巴张开，做出大笑一般的嘴形，并尽量向两边张大，维持6秒钟，还原。重复3～5次。这种特殊的运动，可使嘴唇周围的肌肉得到很好的伸展。

2 嘴唇向外微微凸出，形成一个"0"形，就像要吹口哨一般，维持6秒钟，还原。重复3～5次。

下巴的放松运动

将两嘴角用力往下拉，如同在扮苦相一样，维持6秒钟，还原。重复3～5次。头部保持不动，口紧闭，嘴唇用力向左、向右、向上、向下运动，每个方向各保持1秒钟。重复3～5次。

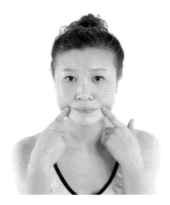

按摩

1 放松眼窝。两眼微闭，双手示指在眉骨和鼻子相连接处，分别按住两侧的眼窝，轻轻按揉1～2分钟；然后用右手拇指和示指轻轻捏揉鼻梁最上面的部位片刻。

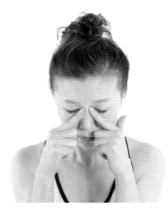

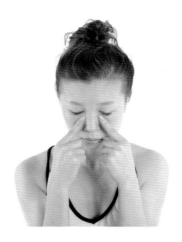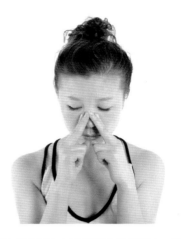

2 按摩鼻子。两眼微闭，用双手的示指和中指从鼻子最上面开始往下压，稍稍用力，并用指尖点揉，直至鼻翼；然后再反方向按摩上去。重复3～5次。最后用双手示指点按位于鼻翼两侧的上颌窦部位片刻。

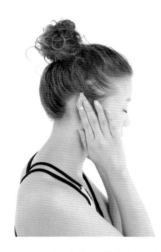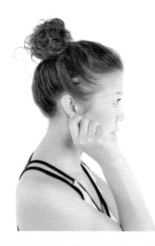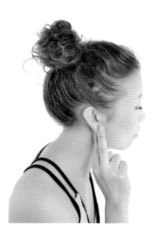

3 按摩耳朵。先用双手掌分别盖住两侧的整个耳朵，上下揉擦10～15秒钟；然后用拇指和示指稍用力捏拉耳垂，再以双手指沿耳郭边缘捏1周；最后用示指和中指使劲夹住耳垂，轻轻下拉，再以同样的方法将耳郭边缘拉1遍。重复3～5次。

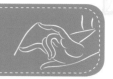

面部病事

找对穴位，轻松除雀斑

巧除与激素分泌有关的雀斑

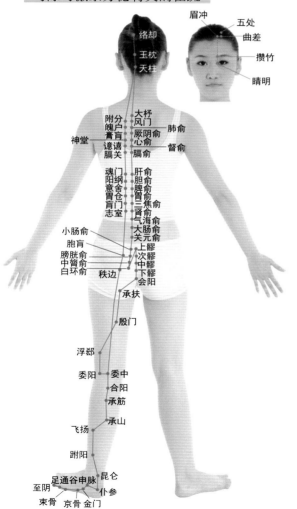

眉冲　五处
络却　　曲差
玉枕　　攒竹
天柱　　晴明

大杼
附分　风门
魄户　　肺俞
膏肓　厥阴俞
神堂　心俞
譩譆　　督俞
膈关　膈俞

魂门　肝俞
阳纲　胆俞
意舍　脾俞
胃仓　胃俞三焦俞
肓门　气海俞
志室　肾俞
　　　大肠俞
小肠俞　关元俞
胞肓　上髎
膀胱俞　次髎
中膂俞　中髎
白环俞　下髎
秩边　　会阳

承扶

殷门

浮郄
委阳　委中
　　　合阳
　　　承筋
　　　承山
飞扬
跗阳
　　　昆仑
足通谷申脉
至阴　　仆参
束骨　京骨　金门

1 按摩足太阳膀胱经，由足跟外上行，由上而下刺激5遍。在肝俞、心俞、肾俞、脾俞、三焦俞等穴位稍停片刻并按揉。

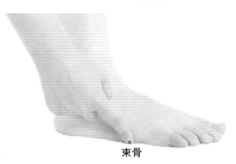

束骨

2 示指按压足小趾爪甲外束骨穴。每秒钟按1次，共按5～10次。

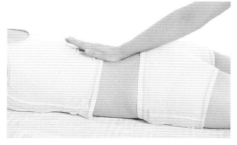

3 在腰背中线督脉部位，由上而下推拿5遍，再以脊柱为中线，用手掌分别向左右两旁各推擦10遍以上。

巧除由肝火疏泄产生的雀斑

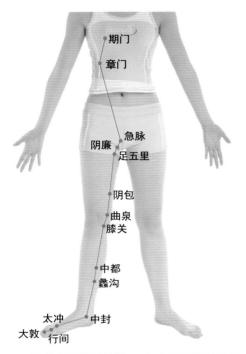

1 沿着足厥阴肝经，由上而下地用手掌柔和地按摩5次以上。

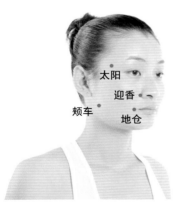

2 用第二、三、四指的螺纹面沿颊车→地仓→迎香→双眼球→太阳→耳前，再回到颊车，轻快地边按揉边移动，如此反复10遍。

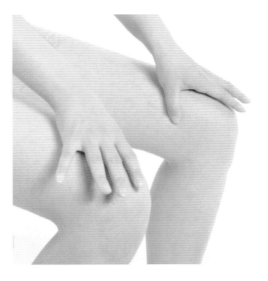

3 用双手拇指按摩双膝内侧的血海穴30～50次。

巧除由肾虚引起的雀斑

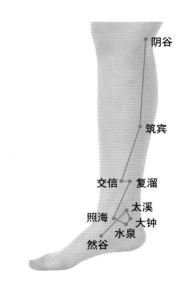

1 沿足少阴肾经，用手掌或毛刷由上而下做轻微地摩擦5遍。

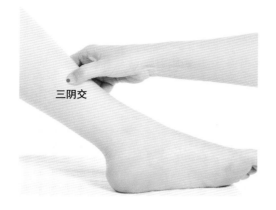

三阴交

2 用拇指指端按揉三阴交穴20次。

3 从脊背中线由上而下推擦5遍，并在大椎、命门穴处稍用力按揉。

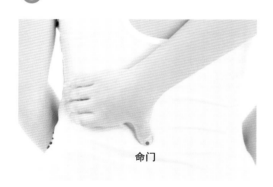

命门

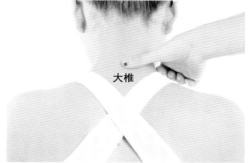

大椎

巧按穴位消除黄褐斑

黄褐斑是美容的大敌。它暴露于面部，呈褐色或暗褐色斑，大小不等，形状各异，或孤立散在，或融合成片、圆形或条状，一般多呈蝴蝶状。黄褐斑皮损明显，发展到一定程度时会停止扩大，不肿胀，无脱屑，经过缓慢，无自觉症状。通过按摩，能调节脏腑功能，促进气血运行，疏通面部经络，有助于黄褐斑。

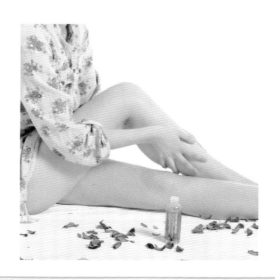

按摩部位

在按摩面部的基础上刺激风池穴和合谷穴。

风池穴在颈部，当胸锁乳突肌与斜方肌上端附着部之间的凹陷中。合谷穴在手背部，第一、第二掌骨之间，约当第二掌骨桡侧之中点处。

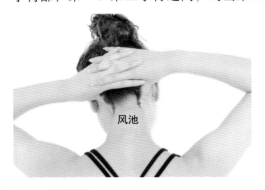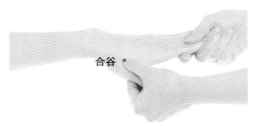

按摩方法

掐风池穴：被按摩者背向操作者坐好，操作者一手拇指指端按放在其颈部枕骨头后方的风池穴处，用指端甲缘着力，做按掐活动，一掐一松，连掐21次。

按揉合谷穴：操作者一手拇指指端按放在被按摩者虎口上的合谷穴处，四指屈曲，抵放在该手的手掌下，用拇指指端着力，做点按活动，一按一松，连按21次。接着，用拇指指腹揉动，连揉1分钟。

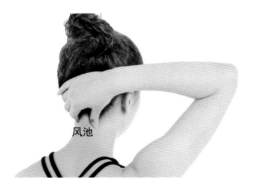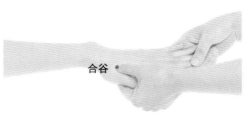

注意：

（1）在摩面、重点点按迎香穴的基础上采用本法。

（2）要注意情志调摄，排除忧虑、愤懑等不良情绪，保持愉快乐观的良好心态。

（3）按摩时注意心情平和，不要急躁、焦虑。

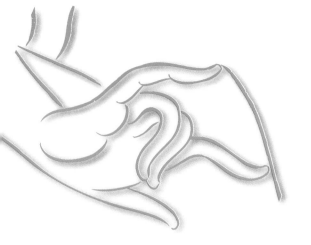

【第四章】

毛发

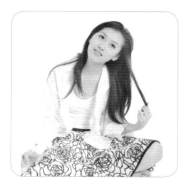 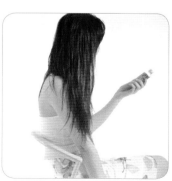 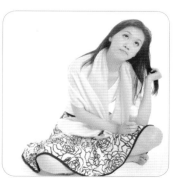

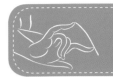

认识毛发

弱长甲，强生发

头发之美恶与督脉有关。督脉起于胞中，其分支从脊柱里面分出，属肾。由于督脉循于脊里，入络于脑，上过头顶，下属于肾，在肾、脊髓、脑髓、头发之间形成了一条通路。所以，当肾中精气旺盛，髓海充盛时，则随督脉之经气上行而荣养头发，于是头发就生长茂密而富有光泽。此即肾"其华在发"的生理基础。

头发的盛衰与肾气是否充盛的关系非常密切。头发随着人的童年、少年、青年、壮年、老年的演变而发生变化，这些均与肾气的盛衰有直接和密切的关系，也就是《素问·六节脏象论》中"肾者……其华在发"之涵义。体内肾气的盛衰，在外部的表现，能从头发上显露出来。

肾中的精气，对毛发的生理作用上，肾藏精，精生血，说明了血的生成，本源于先天之精，化生血液以营养毛发。人的元气根源于肾，乃由肾中精气所化生。元气为人体生命运化之原动力，能激发和促使毛发的生长。

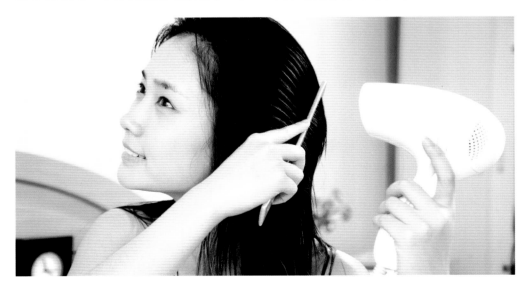

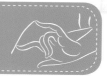

毛发的保养

日常习惯

发宜多梳

1.能疏通血脉，使气血流畅，从而改善头部的血液循环。明目，缓解头痛，预防感冒。

2.能使头发得到滋养，发根牢固，防止脱发和早生华发。坚持常梳，还有利于白发返黑，推迟衰老。

3.有助于降低血压，预防脑出血等疾病的发生。

4.脑力劳动之后，梳一梳头，还能够健脑提神，解除疲劳。

给头发加点水

头发也必须含有充足的水分，才能保持光泽秀丽。一般发质约含有12%～13%的水分，若低于此限，头发则容易干燥松散。

不湿卧

洗完头发或洗完澡没有把头发弄干就马上去睡觉。这很容易引发一系列的疾病，比如说头痛、眩闷、两眼发花，乃至脱发、脸也发黑，甚至会造成齿痛或耳聋等疾病，有时还会头上生白屑。

损伤毛发的习惯

多洗伤发

洗发的次数要根据头发的不同类型来定。一般来说，干性头发，即头发枯燥。无光泽者，宜10～15天洗1次；不油不燥的中性头发，宜7天洗1次；油性头发，宜5天洗1次。春季空气干燥，头发的水分和油分很容易被蒸发，致使头发干燥，还会产生静电吸住灰尘，污染头发，影响皮脂分泌，头屑增多而奇痒，洗发的次数可适当增加，但也不可过勤。

不良饮食习惯

不良的饮食习惯：饮食中过分摄入油脂类、糖类、辛辣食物，青菜、水果等摄入不足，或经常食用粳米、白面等细粮，而糙米、豆类等杂粮摄入过少，导致维生素及微量元素的缺乏；有些年轻人特别是女性为追求身材苗条过分节食，造成营养摄入不足。这些都会引起毛发生长不良。

美发方式不当

不适当的美发也会损伤毛发。经常采用化学或电热方法烫发，并经常使用电吹风、用细齿的梳子或头刷来梳头、做发型，这些都会对头发造成物理、化学性的损伤，使受伤的毛发过早过多的脱落。

护发素不冲干净

护发素的确可以让头发变得柔顺，但并不意味着就一定要让它残留一些在头皮上。护发素内的化学物质与空气接触后，会堵塞毛孔或造成头皮屑的产生。因此，在用完护发素后，一定要将其彻底冲洗干净。

按摩头皮

头皮按摩就是一种方便、有效、利于头发保健和美容的方法。按摩头皮是一种传统的头发保健法，在民间广为流传。通过反复揉擦、按摩头皮，可以促进头皮的血液循环，改善毛囊营养，有利于头发的生长，使头发亮泽、质地柔韧，并可防止头发变白、脱落，延缓衰老。

另外，头皮上分布着许多经络、穴位和神经末梢，按摩头皮能够疏经活络、松弛神经、消除疲劳、延年益寿。

方法之一

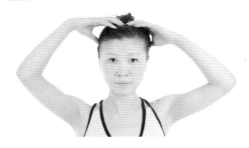

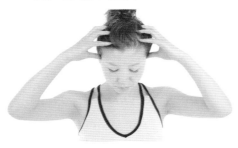

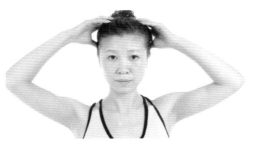

1 双手十指叉开，先前后再左右按摩头皮，然后绕周围按摩，持续5分钟，直至头皮发热为止。每日早、晚各1次，也可随时进行。

2 双手的手指按在头皮上，压按转动，每一处按摩3次。移动时，手指先将头皮推动后再移位置，并非手指头在头发上滑动，否则会失去按摩作用。

3 双手的拇指压住太阳穴，其他手指张开，在头皮上旋转按摩3次；然后用双侧的示指、中指压住太阳穴按摩3次。

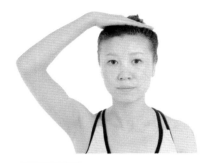

4 一手放在前额正上方，用手心轻轻揉擦头皮，然后沿前发际线、太阳穴鬓角，逐渐向后移动，移至头皮中心，按摩4分钟。

方法之二

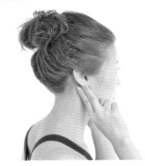

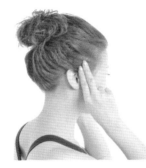

1 将双手中指、示指指尖放在耳后，然后以最小的幅度向上移动，直至头顶。

2 双手中指、示指指尖放在耳前的发际上，利用指尖向上做划圆圈的运动，直至头顶。

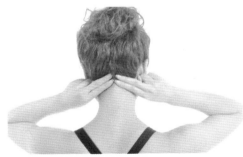

3 双手中指、示指指尖放在头后，从底部中央的发际向上慢慢移动，直至头顶。

注意：

　　如果您的头发状况较好，每日按摩1次，每次3～5分钟就足够了；如果按摩的目的是为了促进头发生长，则需每日早、晚各按摩1次，每次8～10分钟。

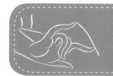

毛发病事

敲穴位，治斑秃

斑秃俗称鬼剃头，就是突然哗哗地掉头发，导致头部的某一块地方不长头发。斑秃实际上与我们的情志有很大关系。如果过度焦虑，或者过度生气的话，心结不开，就有可能造成斑秃。

按摩法

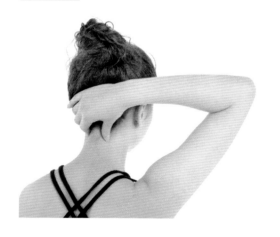

1 拇指重按防老穴（百会穴后1寸），两侧健脑穴（风池穴下5分），各3分钟。轻敲刺激上述穴位及脱发部位。

2 用抹法，从百会穴到防老穴，风池穴到健脑穴各30次。若前额或两鬓脱发较多者，可加按头维穴2分钟；若伴有头疼者，可加按大椎穴2分钟；油脂分泌多者加按上星穴1分钟，以局部胀痛为度。

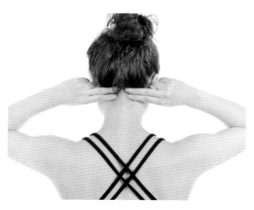

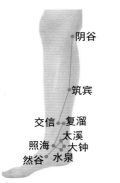

3 由下而上轻推擦足少阴肾经5遍。

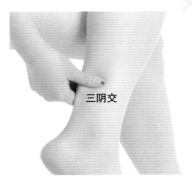

4 点按三阴交，以酸胀为度。

注意：

用此法按摩，有助于斑秃的治疗，但是要持之以恒，不能急于求成。

生姜法

生姜法：用生姜擦脱发部位，至头发有热感，每日2～3次，2～3个月为一疗程。

指尖击法、指梳法、指揉法

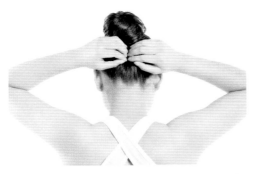

1 指尖击法：以双手指尖自枕部沿督脉缓慢叩击至前额，再从前额叩击至太阳经头侧部，最后叩击至枕后。如此来回交替，每分钟叩击80～100次，每次5分钟。

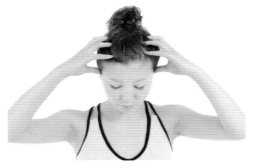

2 指梳法：以手代梳，双方十指张开，从枕部开始经头顶至前额，再分开沿头侧部回到枕部作梳头动作，反复进行5分钟。

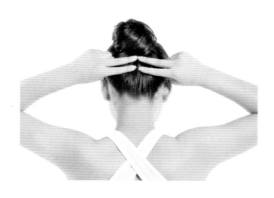

3 指揉法：用双手示指、中指指腹在头皮上划圈按摩，按枕后→头顶→前额→太阳→头侧部→枕后的顺序，呈螺旋式前进，每分钟60～80次，每次治疗为10分钟。

指叩法

1 以督脉为中线，两耳尖为基线，再沿中线左右旁开3寸各一线，即头顶部分为四个条形区。以双手指尖沿两中区从前额发际缓慢叩击至颈部后发际，再返循叩击至前发际为1周，约叩击20周。

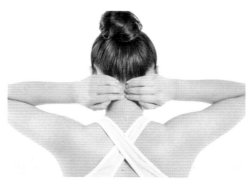

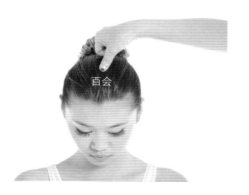

百会

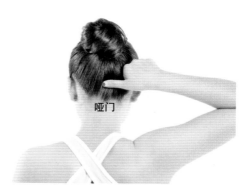

哑门

2 然后叩击至百会穴区及哑门穴区各200次，或以拇指指腹推按两穴区至穴区有温热感为度。最后以左右双手指尖同步叩击颈部两侧区，叩击方法同上，并重按头维及风池两穴区。叩击手法以腕力驱动十指，垂直叩击头皮，力度以患者能耐受为宜。叩击时间一般全程操作以不少于30分钟为准。

常按涌泉，头发变黑

人的头发变白是由肾上腺机能衰退所引起的，肾上腺机能旺盛头发就乌黑，肾上腺机能衰减则头发变白甚至脱发。

按压涌泉穴

涌泉穴是人体的一个重要穴位，位于足前部凹陷处第二、三趾趾缝纹头端与足跟连线的前1/3处。经常按摩此穴，有增精益髓、补肾壮阳、强筋壮骨之功。

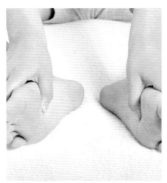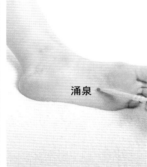

涌泉

1 在床上取坐位，双脚自然向上分开，或取盘腿坐位。然后用双手拇指从足跟向足尖方向涌泉穴处，作前后反复的推搓；或用双手掌自然轻缓的拍打涌泉穴，最好以足底部有热感为适宜。

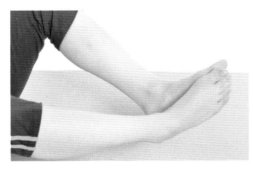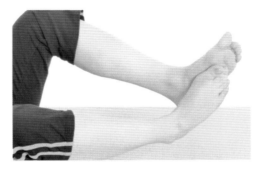

2 取自然体位、坐或仰卧位，用自己双脚作相互交替的对搓动作，可也用脚心蹬搓床头或其他器械。

按压太冲，远离地中海

发脾气时，气会往上冲，直冲头顶，所以会造成头顶发热，久而久之就会形成秃顶。严重的暴怒，有时会造成肝内出血，更严重的还有可能会吐血，吐出来的是肝里的血，程度轻一点的，则出血留在肝内，一段时间就形成血瘤。这些听起来很可怕，可是却是真实的情形。

按压太冲穴可给心脏供血，对情绪压抑，生闷气后产生的反应有疏泄作用。而经常按压太冲穴，可让心情保持良好的状态，让你远离"地中海"。

按压太冲穴

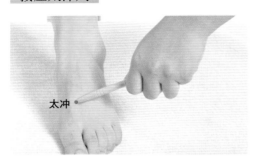

太冲穴位于脚拇趾、二趾跖骨骨结合部之前凹陷处。

取正坐或仰卧的姿势，可用手指或按摩棒沿脚拇趾、二趾夹缝向上移压，压至能感觉到动脉映手，即为太冲穴。

注意：

太冲穴每周至少应按2次，每次可按5～10分钟。

早晚按摩，解除脂溢性脱发

脂溢性脱发是由于湿热侵袭肌肤，使营养失调、腠理不固、脉络瘀阻、精血生化不利致使毛根不固造成脱发，也可以简称为脾胃湿热、血虚风燥。头部经络按摩对毛发的生长、养护有着重要的作用。

按摩手法采用点法、按法、揉法、叩击法四种手法，动作遵循轻柔、力轻而富有弹性，轻落至重后轻起，反复施力，做到补能益气生血，泻能活血化瘀。

百会穴

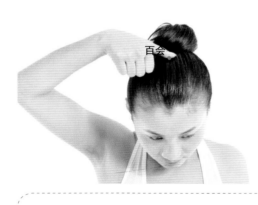

百会穴位于人体的头部，头顶正中心，可以通过两耳角直上连线中点，来简易取此穴。

采用按法，以一手拇指指腹作用于百会穴，力度适中，以患者不觉晕为宜，用力时不是用指力，而是呼气、沉肩、肩发力于臂而贯于指。

注意：

按压百会穴可通畅百脉，调和气血，扩张局部血管，从而改善局部血液循环。

风府穴

　　风府穴位于人体的后颈部，两风池穴连线中点，颈项窝处。

　　采用点揉法，以拇指指端沿顺时针点揉旋转5次，力度适中，在点和揉时应向上用力，才能见效。点法着力点较小，刺激性强，而配揉法可刚中带柔，取长补短。以患者觉酸胀、不感痛为准。

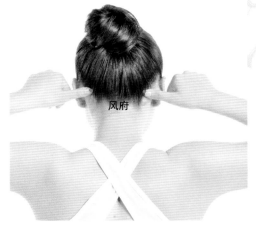

风池穴

　　风池穴位于后颈部，后头骨下，两条大筋外缘陷窝中，相当于耳垂齐平。或：当枕骨之下，与风府穴相平，胸锁乳突肌与斜方肌上端之间的凹陷处即是。

　　按摩手法同风府穴的手法，此法疏散在表的风邪，点穴可开筋，松解局部肌肉痉挛。

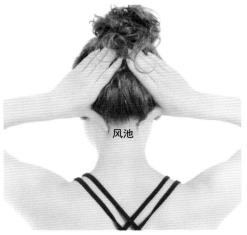

太阳穴

　　太阳穴在耳郭前面，前额两侧，外眼角延长线的上方，在两眉梢后凹陷处。有左为太阳，右为太阴之说。

　　采用点揉法，力度轻缓，以中指指端点太阳穴，由轻至重后轻，旋转揉动5次，动作持续，着力深透。

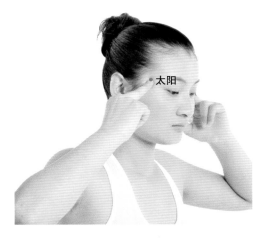

四神聪穴

在百会穴前、后、左、右各开1寸处，因共有四穴，故又名四神聪。

采用点按法，以双手拇指指腹对四神聪穴进行点按，先点按左、右神聪，后前后神聪。可祛风邪活气血，健脑宁神。

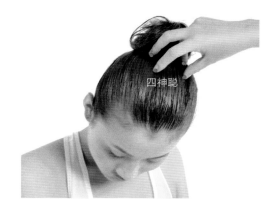

四神聪

注意：

此法可祛散风寒，解除头脑紧张感，以缓解头部血液循环障碍。

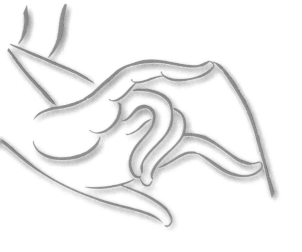

【第五章】

眼睛

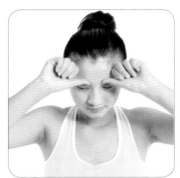

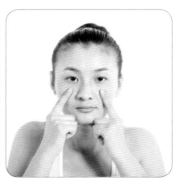

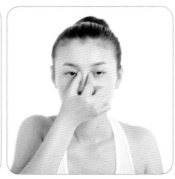

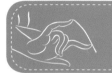

认识眼睛

眼周穴位

　　眼周的穴位很密集，穴位点压按摩具有疏经通络、活血化瘀、调和气血、防治皱纹、延缓衰老、细腻肌肤等作用。我们平时涂抹眼霜时、按摩时、敷眼膜之后，甚至闲暇时间里，点压按摩眼部周围的穴位，对眼部肌肤的保养大有帮助。眼周的穴位中有五大穴位对肌肤保养最管用，也最容易掌握，它们分别是：睛明穴、承泣穴、瞳子髎穴、攒竹穴、鱼腰穴。

眼睛是"心之使，肝之官"

　　中医讲，眼睛是心的使者。心又藏神，心是神明所在的地方，所以神散则目惑，就是一旦我们的神散了，眼睛看东西必然要老花。俗语有：花不花，四十八。这是说人一般活到了48岁的时候，眼睛就有可能会花掉，其实眼睛是否老花，在很大程度上取决于神散不散。

　　肝开窍于目，得了肝病会在眼睛上有所表现，一般得肝病的人两个眼角会发青。孩子如果受到惊吓，鼻梁处常会出现青筋或者青痕，这也与肝有关。

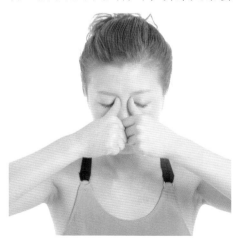

　　在中医的五色和五脏的配属里，肝主青色。这个青色并不是我们平时所见的青草、树叶的绿色，而是苍色。肝是从肾水里面生发出来的，苍这个颜色是黑色与青色的一个过渡之色。顺便谈一个问题：如果人在冬季没有养好身体，到了春天气机就生发不起来，就会生病。所以，了解颜色和脏腑的对应关系对养生保健是大有裨益的，我们平时可以通过观察脸色的变化对身体的状况作出判断。

眼睛保养事

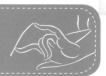

日常习惯

菊花养眼

菊花对治疗眼睛干涩、疲劳、视力模糊有很好的疗效。平常不妨经常泡些菊花茶喝，若每日能喝三四杯菊花茶，不仅能使眼睛疲劳症状消失，对恢复视力也有帮助。

菊花应选花朵又小又丑且颜色泛黄的。喝菊花茶最好不要另加茶叶，只将干燥后的菊花泡水或煮开来喝便可。冬天热饮，夏天冰饮口味都很不错。

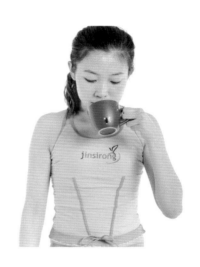

转眼法

或坐或站，全身放松，清除杂念，双目睁开，头颈不动，独转眼球。双眼先凝视正下方，缓慢转至左方，再转至凝视正上方，至右方，最后回到凝视正下方，这样，先顺时针转9圈。再让眼睛由凝视下方，转至右方，至上方，至左方，再回到下方，这样，再逆时针方向转6圈。总共做4次。可以锻炼眼肌，改善营养，使眼灵活自如，炯炯有神。

洗眼法

先将脸盆消毒后，倒入温水，调节好水温，把脸放入水里，在水中睁开眼睛，使眼球上下左右各移动9次，然后再顺时针、逆时针旋转9次。刚开始，水进入眼里，眼睛难受无比，但随着眼球的转动，眼睛会慢慢觉得非常舒服。在做这一动作时，若感到呼吸困难，不妨从脸盆中抬起头来，在外深呼吸一下。

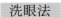

伤眼习惯

伏案午睡

在办公桌上伏案午睡的习惯非常不好，对身体健康有多方面的影响。伏案午睡会伤害眼睛，睡觉起来后出现暂时性视力模糊，就是因为伏案时眼球被压迫，引起角膜变形、弧度改变；伏案午睡压迫胸部，会影响呼吸，加重心脏负担；伏案午睡也会因头部压迫双臂，影响血液循环和神经传导，导致手臂麻木、刺痛。

流泪时擦拭不当

眼睛受到冷空气刺激后，可反射性引起眼泪分泌增多，这种迎风流泪的现象很常见。如果流泪时习惯用力往下擦，会导致下眼睑和下泪小点外翻，而泪小点外翻是流泪的常见原因之一，尤其多见于老年人。

用眼过度

长时间看电视、操作电脑、玩电子游戏或看书等，往往造成过度用眼而出现眼部不适症状。如眼睛干涩、视物蒙眬、眼酸胀痛或干眼症、近视、青光眼急性发作等。这主要是由于长时间集中注意力用眼，人眼眨动次数由平时的每分钟20～25次减少至5～10次，从而影响了眼表面起湿润剂作用的泪液的分泌和分布。眨眼次数减少使角膜暴露于空气的时间延长，这些都阻碍了泪液中油脂的分布和加速了泪液的蒸发，因而引起眼干涩、异物感及结膜充血等。

消除眼疲劳体操

感到眼睛疲劳时，实际上眼部肌肉已经是严重过劳，不仅疼痛，而且视觉模糊不清，也会引起头痛、头重、肩膀僵硬等症状。下面的保健操，可有助于消除眼睛疲劳。

按压眼球法

闭上眼睛，用双手的示指、中指、环指的指端轻轻地按压两侧眼球，也可以轻揉旋转。不可持续太久或用力揉压，20秒钟左右即可停止。

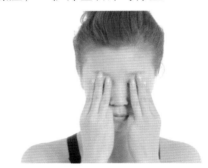

按压额头法

用双手的示指、中指、环指从额头中央向两侧太阳穴的方向转动搓揉，再用力按压太阳穴，可用指尖施力。如此眼底会有舒适的感觉。重复做3～5次。

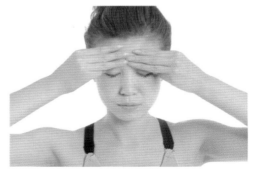

按压眉间法

双手拇指指腹贴在眉毛根部下方凹处，轻轻按压或转动。重复做3次。

眼睛看远处，眼球朝右→上→左→下的方向转动，头部不可晃动。除此以外，用力眨眼，闭眼，也能消除眼睛疲劳。这些方法都能消除眼睛疲劳，让眼睛充分休息，刺激容易老化的眼睛肌肉，恢复活力。

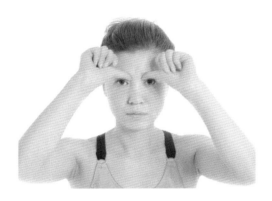

熨眼法护眼

熨眼法就是用劳宫穴来热敷眼睛。劳宫穴位于手掌心，当第二、三掌骨之间偏于第三掌骨，握拳屈指时中指指尖处。

此法最好坐着做，全身放松，闭上双眼，然后快速相互摩擦两掌，使之生热，趁热用双手捂住双眼，热散后双手猛然拿开，两眼也同时用劲一睁，如此3～5次，可明目，去目瘴，能促进眼睛血液循环，增进新陈代谢。如果我们长时间在电脑前工作，可采用熨眼法，这对眼睛的休息很有帮助。

眼部按摩

面部皮肤都是有一定纹理的，错误的按摩只会增加皮肤的皱纹，而正确的按摩手法则可促进肌肤对眼霜的吸收，从而预防和减少皱纹。

首先在眼睛四周点上薄薄的一层眼霜，然后按内眼角、上眼皮、眼尾、内眼角的顺序轻轻按摩，直至肌肤完全吸收。在按摩过程中，轻压眼尾、下眼眶、眼球，你会感到格外舒服。对眼部皮肤进行适当地按摩。同时配合按压眼周的穴位如攒竹、睛明、丝竹空、瞳子髎等穴。眼部按摩时必须注意手法要轻柔和缓，按照眼部肌肉的分布在眼周做圆弧状滑动，以促进眼部皮肤的血液循环。

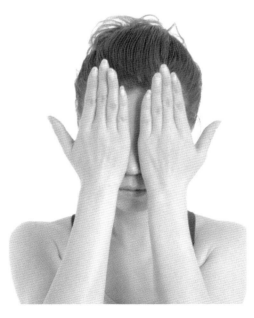

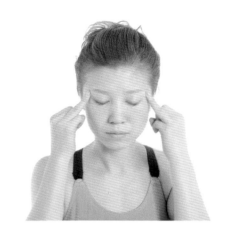

1 双手环指取护肤品，在下眼睑由内向外方向一致的滑动约3～5次，到眼尾时稍向上提起并停顿1秒钟，以避免眼角下垂。

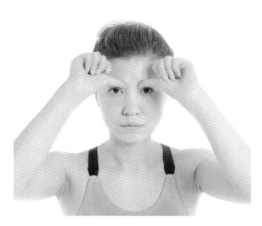

2 上眼窝部分，同样蘸取护肤品于环指轻平滑涂抹，再用大拇指以按压穴位方式由内向外按压，每次停留3～5秒钟，目的在于刺激眼部穴点，帮助血液循环，改善黑眼圈困扰。

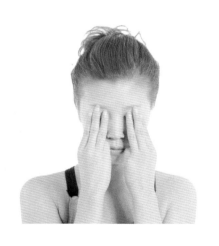

3 利用示指、中指、环指三指指腹合并后，通过指部余温抚贴于眼部约5秒钟，帮助血液循环，达到消除眼压酸痛感，彻底舒缓眼部疲劳，排除眼周沉积毒素。

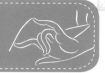

眼睛病事

按摩法去除黑眼圈

"黑眼圈"的产生原因很多，但大部分都是由于不良的生活方式所导致的，比如过度疲劳、吸烟、饮酒等。

方法一

点按攒竹穴，在眉毛的前端，用双手示指指腹按压30秒钟，间隔为1秒钟，能帮助舒缓眼部疲劳，促进血液循环。

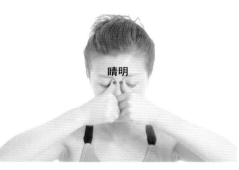

方法二

点按睛明穴，在内眼角前端，双手拇指指腹按压1分钟，间隔也为1秒钟，能帮助预防近视，刺激眼液、血液快速循环。

方法三

瞳子髎穴位于外眼角，是促进循环与防止眼部细纹的重要穴位，经常按摩该穴能加强血液循环，改善黑眼圈。点按这个穴位需要2～3分钟，间隔为1秒钟。

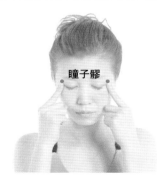

找准穴位，轻松减眼袋

中医治疗眼袋往往有独到的见解，中医把眼袋分为先天性和获得性两种。先天性属遗传，获得性则是由于眼睑皮肤长期受到不良刺激，如不正确按摩、爱流眼泪、常画眼线等，最终会导致眼睑皮肤松弛并萎缩。

中医还认为眼袋的形成与人体的脾胃功能有着直接的关系，尤其是脾脏功能的好坏，直接影响到肌肉功能和体内脂肪的代谢。

从实际经络经穴的解剖来看，眼袋产生的位置又恰好是足阳明胃经发起之处，因而启动胃经穴，平时对胃经的穴位诸如足三里、丰隆等穴常加按摩，提高脾胃功能，对消除眼袋是非常有意义的。

眼部保健操，解除干眼症

眼保健操是根据中医学的针灸、穴位按摩原理，同时结合医疗体育编创而成的。眼保健操通过按摩眼部周围的穴位和皮肤肌肉，以活跃经络气血，增强眼部血液循环，松弛眼内肌，改善神经营养，解除眼部眼轮匝肌、睫状肌的痉挛，消除眼睛疲劳，保护或提高视力。

做眼保健操前后应静坐、远望，以便使眼睛得以充分休息和调节，闭眼按摩穴位。因眼部穴位主要分布在眼眶附近，因此手法要轻柔，由轻到重，速度均匀，以感到酸胀为度。

揉攒竹穴	挤按睛明穴
以双手拇指按揉左右眉头下的上眶角处，其余四指散开弯曲如弓状支撑在前额上。	睛明穴位于鼻侧，以左手或右手拇指与示指挤按鼻根，先向下按，然后向上挤。

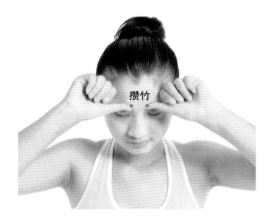

攒竹

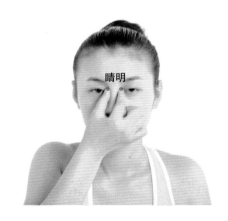

睛明

揉四白穴

四白穴位于下眼眶骨下面的凹陷处，将双手的示指各放在鼻翼两侧，拇指支撑在下颌骨的凹陷处，然后收起其他三指，用示指轻揉。

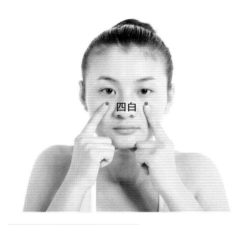

按太阳穴轮刮眼眶

太阳穴在外眼角与眉梢之间稍后处。用双手拇指各按在太阳穴上，其余四指蜷起来，用双手示指第二节内侧面各刮上下眼眶，上眼眶从眉头到眉梢，下眼眶从内眼角到外眼角，先上后下，轮刮一圈。

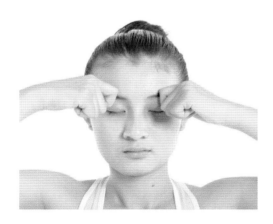

干洗脸

将双手除拇指外的其余四指并拢，从两侧鼻翼旁开始，沿鼻梁两侧向上推，一直推到前额，顺两额沿太阳穴向下拉。

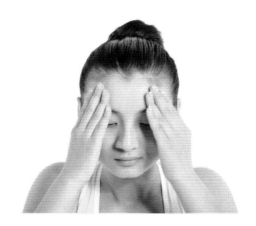

治疗白内障的眼周大穴

白内障是常见的主要致盲性眼病。人眼中有一个组织叫做晶状体，正常情况下它是透明的，光线通过它及一些屈光间质到达视网膜，人才能清晰地看到外界物体。一旦晶状体由于某些原因发生混浊，就会影响光线进入眼内到达视网膜，使人看不清东西，便是发生了白内障。也就是说，晶状体混浊导致的视力下降就是白内障。

中医称白内障为圆翳内障，多因年老体衰，肝肾两亏，精血不足或脾虚失运，精气不能上荣于目所致。对于早期老年性白内障，通过保健按摩可以大大延缓其病情发展过程，从而提高视力。

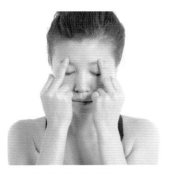

1 用双手中指分别揉抹眉弓5～8次。

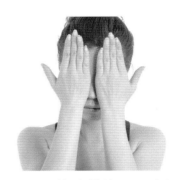

2 双手手心快速搓热，迅速抚于眼部，重复4～5次，可使眼部感温热、舒适。

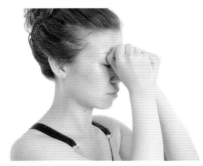

3 双手拇指弯曲，用拇指背关节处轻擦两上眼睑10～20次。

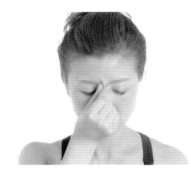

4 用一手拇指及示指捏揪两眉之间的印堂穴，做10～20次。

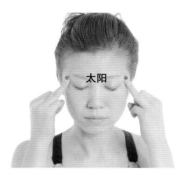

太阳

5 双手环指分别按摩太阳穴、四白穴、睛明穴、风池穴。

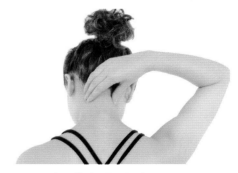

6 用一手五指捏拿颈项。

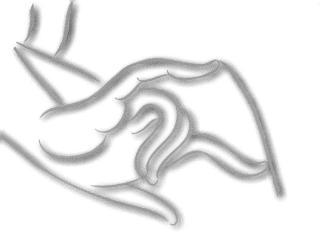

【第六章】

耳朵

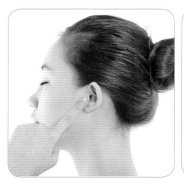

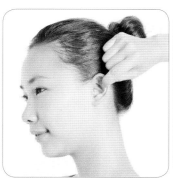

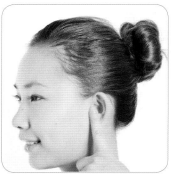

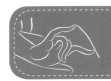

认识耳朵

耳朵上的穴位

耳朵系人体五官之一，被视为"缩小了的人体身形"，古典医籍有"耳为宗脉之所聚"、"五脏六腑、十二经脉有络于耳者"、"一身之气贯于耳"之说。

人体发生疾病时，常会在耳郭的相应部位出现阳性反应点，如压痛、变形、变色、水疱、结节、丘疹、凹陷、脱屑、电阻降低等，这些反应点就是耳针防治疾病的刺激点，又称"耳穴"。

耳穴在耳郭的分布有一定规律，一般来说耳郭好像一个倒置的胎儿，头部朝下，臀部朝上。其分布规律是：与头面部相应的穴位在耳垂邻近；与上肢相应的穴位在耳舟；与躯干和下肢相应的穴位在对耳轮和对耳轮上、下脚；与骨脏相应的穴位多集中在耳甲艇和耳甲腔；消化道在耳轮脚周围环形排列。

走耳朵的最重要的经脉有两条：一条是三焦经，另一条是胆经。三焦经"从耳后入耳中，出走耳前"，意为耳朵后边、耳朵前面和耳朵里边都是三焦经经过。三焦经就是连缀五脏六腑的这个系挂、这个网膜，所以三焦经是一定要通畅的。如果三焦经不通，出现了病症的话，那它首先就会影响到耳朵。胆经有一条支脉，也是从耳后入耳中，出走耳前，最后再走到外眼角的太阳穴。所以，如果胆经出了问题也会出现耳朵的疾病。而肾开窍于耳，所以耳内的疾患与肾气衰败也有关系。

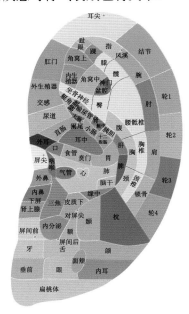

耳前部反射区示意图

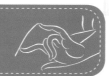

耳朵保养事

日常习惯

最好不要吸烟

尼古丁中毒及慢性酒精中毒，可直接损害听神经和神经中枢；烟酒造成的脑血管舒缩功能紊乱，可使内耳血液供应不足，严重影响听力。

保持良好的精神状态

当人情绪激动或着急之后，人的肾上腺素分泌增加，可使内耳小动脉血管发生痉挛，小血管内血流缓慢，造成内耳供氧不足，导致突发性耳聋，要养成科学的饮食习惯，多食含锌、铁、钙丰富的食物，从而有助于扩张微血管，改善内耳的血液供应，防止听力减退。

熄肝火

老年人如经常处于急躁、恼怒的状态中，会导致自主神经失去正常的调节功能，使内耳器官发生缺血、水肿和听觉神经营养障碍，这样就可能出现听力锐减或突发耳聋。因此，老年人要尽量使自己保持轻松愉快的良好心境。

多补肾

中医认为，肾开窍于耳，听力的衰退与肾虚有着密切的关系。故老年人可在医生指导下服用一些补肾的药物，如六味地黄丸、金匮肾气丸、龟龄丸等，也可常喝核桃粥、芝麻粥、花生粥、猪肾粥等，对于保护听力颇有裨益。

戒挖掏

经常用耳勺、火柴棒掏耳朵，容易碰伤耳道，引起感染、发炎，还可能弄坏耳膜。耳道奇痒难受时，可以用棉签蘸少许酒精或甘油轻擦耳道，亦可内服B族维生素、维生素C和鱼肝油。

健耳操

第一式

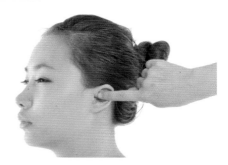

1 双手示指指端在两耳甲腔内沿顺时针方向按摩16次，再同样按摩两耳甲艇和两三角窝各16次。

2 以双手示指指端从两三角窝起沿逆时针方向按摩16次，再同样按摩两耳甲艇和两耳甲腔各16次。

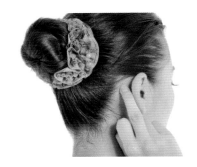

此式有温补气血、脏腑及健身的效果。

第二式

以示指桡侧和拇指螺纹面分别置于耳轮上部的前、后侧，沿耳轮由上而下揉捏8次，再由下而上揉捏8次。

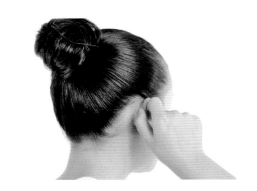

此式有防治耳壳冻疮、增强听力的作用。

第三式

以双手中指和示指分别置于两耳根之前、后侧上下来回地擦耳根16次。

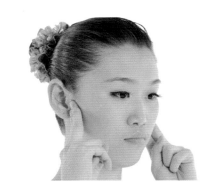

此式有聪耳、消除面部皱纹、美容等作用。

第四式

闭紧两眼，以示指螺纹面按双耳屏，盖紧5秒钟后，突然松开双手示指，重复3次。

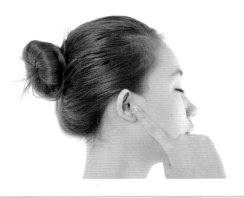

此式有增进听力、防治耳鸣的作用。

第五式

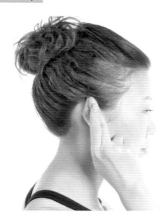 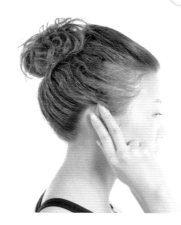

1 以双手中指、示指紧盖于双耳上，双示指骑于双中指上，再以双示指同时滑下，有节奏地弹敲枕部16次。

2 置于枕印的手指不动，双手掌快速而有节奏地一松一盖两耳，操作16次。

> 此式可益脑清神，消除疲劳，有增强记忆力和听力、防治耳鸣和耳聋的作用。

第六式

闭紧嘴，以双手示指置于双外耳道口内，轻轻转动两示指3次，边转边紧闭双外耳道。3～5秒钟后，突然松开两示指。重复3次。

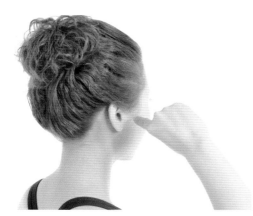 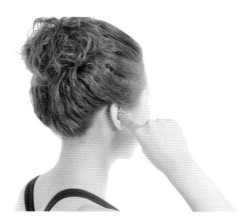

> 此式有防治耳鸣、耳聋、增进听力的作用。

第七式

双手手掌轻贴于双耳上，沿顺时针、逆时针方向，缓缓摩揉两耳壳各16次。

此式有助听防聋、促进面部血液循环的作用。

第八式

以双手示指桡侧及拇指螺纹面，分别捏住两耳轮中部、上部及耳垂部，向外、向上、向下提拉耳朵各16次。

此式有健身、消皱、保颜的作用，对小孩受惊吓有镇静的疗效。

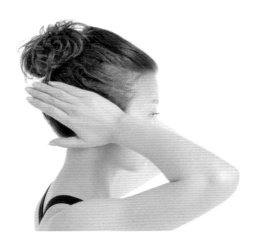

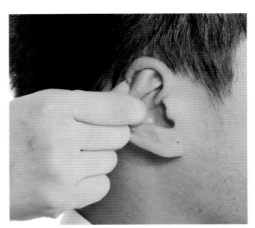

摩耳健脑

中医认为，耳为肾之外窍，通手脑。摩耳可促使血液流通，充氧健脑，清脑醒神。

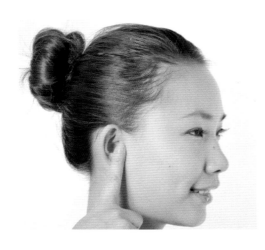

拉耳屏

双手示指放于耳屏内侧后，用示指、拇指提拉耳屏，自内向外提拉，手拉由轻到重，牵拉的力量以不感疼痛为限，每次3～5分钟。

此法可并治头痛、头昏、神经衰弱、耳鸣等疾病。

拔双耳

　　双手示指伸直，分别插入两耳孔，旋转180°。反复3次后，立即拔出，耳中"叭叭"鸣响。一般拔3～6次。

　　此法可促使听觉灵敏，并有健脑之效。

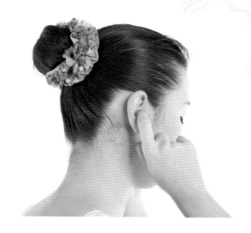

鸣天鼓

　　双手手掌分别紧贴于耳部，掌心将耳盖严，拇指固定，其余手指一起或分指交错叩击头后枕骨部，即脑户、风府、哑门穴处，耳中"咚咚"鸣响，如击鼓声。

　　此法有提神醒脑、宁眩聪耳之功效，不仅可作为日常养生保健之法，而且对于中老年人常见的耳鸣、眩晕、失眠、头痛、神经衰弱等病症有良好的疗效。

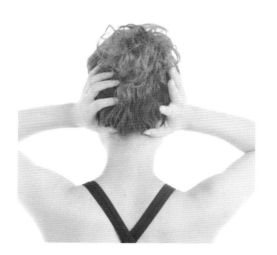

摩耳轮

　　双手握空拳，以拇指、示指沿耳轮上下来回推摩，直至耳轮充血发热。

　　此法有健脑、强肾、聪耳、明目之功，可防治阳痿、尿频、便秘、腰腿痛、颈椎病、心慌、胸闷、头痛、头昏等疾病。

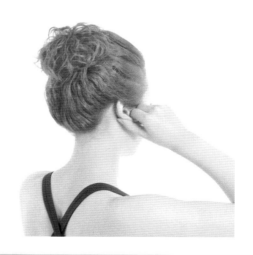

摩耳强肾

　　肾是人体重要器官之一，乃先天之本。肾脏功能是否正常，对健康有着举足轻重的作用。《黄帝内经·素问》早就阐述了人体衰老的原因："肾气衰，精气亏，天癸竭。"并强调"肾气有余，气脉常勇"是延年益寿的首要条件。中医学说认为：肾主藏精，开窍于耳，医治肾脏疾病的穴位有很多在耳部。所以，经常摩耳可起到健肾养身的作用。

　　摩耳健肾的具体方法有以下几种：

扫外耳

　　以双手把耳朵由后向前扫，这时会听到"嚓嚓"的声音。每次20下，每日数次，只要长期坚持，必能强肾健身。

按耳窝

摩全耳

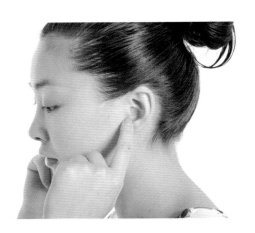

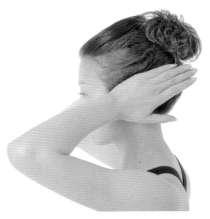

　　先按压外耳道开口边的凹陷处，此部位有心、肺、气管、三焦等穴，按压15～20次，直至此处明显的发热、发烫。然后，再按压上边凹陷处。此部位有脾、胃、肝、胆、大肠、小肠、肾、膀胱等穴，同样来回摩擦按压15～20次。

　　双手掌心摩擦发热后，向后按摩腹面（即耳正面），再向前反复按摩背面，反复按摩5～6次。

　　此法可疏通经络，对肾脏及全身脏器均有保健作用。

提拉耳尖法

用双手拇指、示指夹捏耳郭尖端，向上提揪、揉、捏、摩擦15～20次，使局部发热发红。

> 此法有镇静、止痛、清脑明目、退热、抗过敏、养肾等功效，可防治高血压、失眠、咽喉炎和皮肤病。

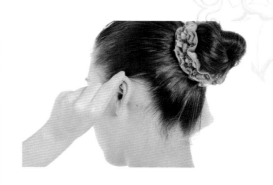

神奇的耳疗

耳穴疗法是一种全息疗法，按摩耳穴对全身健康都有影响，其操作方法简单，疗效显著。根据中医的理论，耳与脏腑、经络、腺体的关系密切。人体任何部位发生病变，都可通过经络反映到耳郭的相应部位上来。如果经常锻炼双耳，对局部按摩，拉引刺激，可促进血液、淋巴循环和组织间的代谢，调理人体各部及脏腑机能，达到健身强体、延年益寿的目的。不吃药，不打针，也能治病防病、强身健体，这正是耳疗的神奇之处。以下按摩方法，可以使你在家也能做好自我保健。

捏揉耳尖法

用双手示指、拇指指腹捏、揉、抖耳尖端0.5分钟。

> 此法有镇静、止痛、清脑等功能。

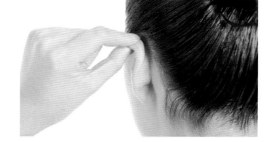

捏弹耳垂法

以双手示指、拇指指腹，分别提揉双耳垂，先轻轻捏揉耳垂0.5分钟，使其发红发热，然后揪住耳垂向下拉，再放手，让耳垂恢复原形。

> 此法可促进血液循环、延缓老年性耳聋、减少耳鸣。

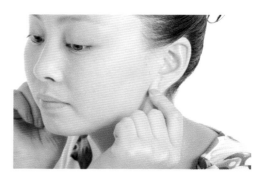

挽拉全耳法

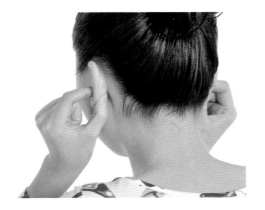

右手绕过头顶，以示指、拇指夹耳尖向上牵拉左耳36下，换左手同法。

此法可提高免疫系统的功能，促进颌下腺、舌下腺的分泌，起到保护视力、减轻喉咙疼痛，防治慢性咽炎等作用。

双手扫耳法

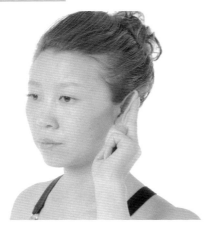

用双手手掌把耳朵由后面带动耳郭向前扫，紧接着在回过来时带动耳郭向后扫。

此法可激活免疫系统的功能，增强抗病力，可醒脑、补肾、调和阴阳。

按摩耳屏法

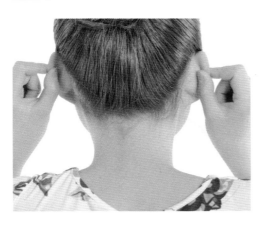

以示指、拇指指腹夹耳屏（耳中心部），不分凹凸高低，按摩捏揉0.5分钟，重点按摩耳甲腔、耳甲艇，其属心、肺、呼吸道和消化、泌尿系统反射区。然后用双手中指插入耳道口，指腹向前对准耳屏内侧，顺逆时针旋转2～3圈后拔出，如此反复。

此法具有调理气血，开九窍、益五脏、健美、抗衰老的功能。

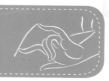

耳朵病事

耳鸣可以敲鼓膜

将双手手掌同时堵住左、右耳，挤压后迅速离开，多做几次，这样可以促进耳部的血液循环，对缓解耳鸣以及脑部疲劳有好处。

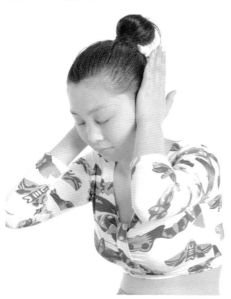

鸣天鼓，治耳聋

耳聋可尝试一下中医传统的自我按摩方法——鸣天鼓。此法简单易学，是一种以手叩击风池穴的方法，对年老肾亏引起的耳聋、耳鸣、健忘、头晕、思维能力下降等有一定的疗效。

具体的操作方法是：双手掌心紧按两耳外耳道，双手的示指、中指和环指分别轻轻敲击脑后枕骨，共60下。然后掌心掩按外耳道，手指紧按脑后枕骨不动再骤然抬离，这时耳中有放炮样声响，如此连续开闭放响9下。以上算作1回。每次可做3回，每日可做3次。

鸣天鼓方法动作的轻重视耳聋程度而定，听力差者动作重一些，反之则轻一些。此法有简便易行、无副作用的优点，不失为耳聋患者平时调护的好方法。

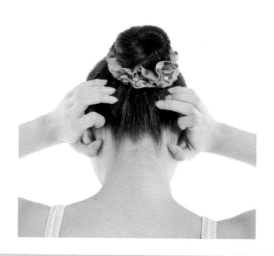

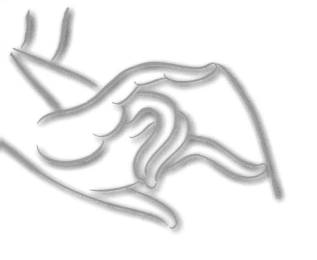

【第七章】

鼻 子

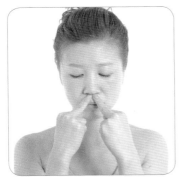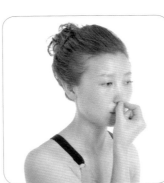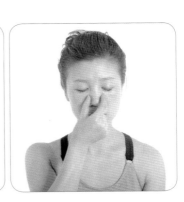

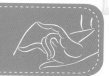

鼻子，"肺之官"

鼻是体表的一个器官，与人体五脏六腑有着密切的生理和病理关系。主要表现在与肺、脾、胆、肾、心等脏腑关系特别密切。鼻为肺之官，"官"是官能的意思，所以肺病表现在鼻子上。

鼻孔由肺气所主。鼻子里的气凉、热也能反应肺的问题。肺主鼻，鼻为肺之窍，肺之官；肺气上接气道通于鼻，构成肺系，肺气充满则能与鼻共司呼吸，助发音，知香臭；肺系是否有病可以在鼻上反映出来，可以判断肺系是否健康。肺热则鼻孔出气粗、热；肺寒则鼻孔冒凉气。

从鼻子看健康

鼻子大小

鼻翼较宽、鼻梁高挺，说明呼吸器官发达，能呼吸到足量空气。如果鼻翼娇小，表明你的呼吸功能较弱，不透风的地方会让你气短、胸闷。在办公室待1～2小时，就应该去楼梯间或窗边呼吸5分钟新鲜空气，以防缺氧。

鼻尖粉刺

鼻头出现粉刺，多半是由于消化系统出了问题。多吃香蕉、地瓜之类的高纤食物，可保持消化通畅，缓解症状。

鼻头发红

鼻头发红很可能代表肝脏超载了。饮酒过量时，身体为了分解酒精，把血液滞留在肝脏里，导致微血管扩张，才会出现"酒糟鼻"，因此，控制饮酒量非常重要。

有时流鼻血

肠胃衰弱的人无法吸收充足营养，肌肉和血管组织稍微碰撞就容易破裂。冬天能量消耗大，饮食不调，体内热量不足，就会导致偶尔流鼻血。不妨好好吃一顿犒劳自己，补充足够能量。

鼻塞

若是过敏性鼻炎引起的鼻塞，除了可能造成呼吸困难，还会让大脑供氧不足，让脑筋变得迟钝。鼻塞代表呼吸道黏膜功能脆弱，日本医学研究证明，鼻塞多半与肠胃功能不佳有关，别光顾着通畅鼻子，保养肠胃也一样重要。

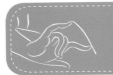

鼻子保养事

日常习惯

勿擤鼻涕不当

如果两侧鼻孔同时用力地擤鼻涕，却会使鼻膜黏液充满鼻窦，使得鼻窦变成病菌滋生的温床。

擤鼻涕的正确方法是堵住一侧鼻孔，擤另外一侧，并交替进行。擤鼻涕后的卫生纸应马上用马桶冲走或扔到密闭垃圾桶内。

勿经常挖鼻孔

挖鼻孔几乎是很多人都有的一个习惯性动作，挖鼻孔一方面会损伤鼻黏膜，手上的细菌、病毒可能造成局部的毛囊炎。所以最好戒除挖鼻孔的坏习惯。

勿吞咽鼻涕

鼻涕中含有尘土、细菌等微小的有害物质和过敏原，咽下时会对咽喉部黏膜造成刺激，引起咳嗽，长期如此会引发慢性咽喉炎，吞咽到胃肠中的细菌和病毒也会对胃肠黏膜产生刺激，引起疾病。

洗鼻

人体的鼻腔是呼吸的通道，新鲜空气从鼻孔吸入，废残气体从鼻腔呼出，鼻腔中的鼻毛和鼻黏膜分泌的黏液，具有过滤异物和杀灭致病菌的作用，鼻腔还具有嗅觉和共鸣功能。清洁鼻腔，清除病毒，保护鼻黏膜的功能，可以有效地防止感冒等疾病的发生。另外，在污染较为严重的环境中工作的鼻炎、鼻窦炎患者，以及鼻部干燥较为严重和鼻部手术后的人可以到医院进行鼻部冲洗，可有效缓解鼻部不适。日常的洗鼻方法如下：

冷水清洗法

每日早晚用冷水（冬天天冷时可用温水）洗脸，洗脸时浇水洗鼻，边洗边用鼻向外哼气，每次洗3～5下即可。每日三餐饭后漱口时，漱完口后也可洗1次鼻，洗鼻方法同上。冷水洗鼻洗脸，不仅可洗去脸鼻上的致病菌，还可锻炼和增强鼻腔黏膜的防护功能，减少疾病的发生。

盐水清洗法

医用0.9%的生理盐水或自配盐水（1000毫升凉开水中加入0.9克盐），用棉签蘸盐水轻轻地清洗鼻腔，一天3次。0.9%的生理盐水可维护鼻腔渗透压和鼻腔功能，不可过高或过低，否则无效或影响鼻腔功能。清洗时注意要将棉签浸透，用力不要太大，谨防损伤鼻黏膜。冬天天冷时可用温水（水温以不超过人体正常体温为宜），此方法可用于流感的预防。

摩鼻

为了预防伤风感冒的打喷嚏、鼻痒等症状，可经常摩擦鼻部。摩鼻方法如下：

鼻外按摩

此法用左手或右手的拇指与示指，夹住鼻根两侧并用力向下拉，由上至下连拉12次。这样拉动鼻部，可促进鼻黏膜的血液循环，有利于正常分泌鼻黏液。

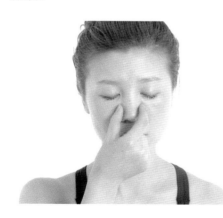

鼻内按摩

将拇指和示指分别伸入左右鼻腔内，夹住鼻中隔软骨轻轻向下拉若干次。此法既可增加鼻黏膜的抗病能力，预防感冒和鼻炎，又能使鼻腔湿润，保

持黏膜正常。在冬春季，能有效地减轻冷空气对肺部的刺激，减少咳嗽之类疾病的发生，增加耐寒能力，拉动鼻中隔软骨，还有利于防治萎缩性鼻炎。

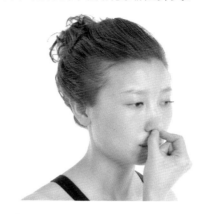

迎香穴位按摩

以双手的中指或示指点按迎香穴（在鼻翼旁的鼻唇沟凹陷处）若干次。因为在迎香穴处有面部动、静脉及眶下动、静脉的分支，是面部神经和眼眶下神经的吻合处。按摩此穴既有助于改善局部血液循环，防治鼻病，还能防治面部神经麻痹症。

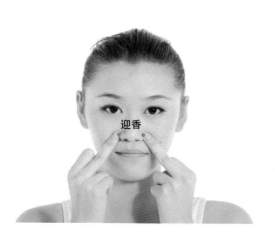

迎香

印堂穴按摩

　　用一手的拇指、示指和中指的指腹点按印堂穴（在两眉中间）12次，也可用双手中指，一左一右交替按摩印堂穴。此法可增强鼻黏膜上皮细胞的增生能力，并能刺激嗅觉细胞，使嗅觉灵敏，还能预防感冒和呼吸道疾病。

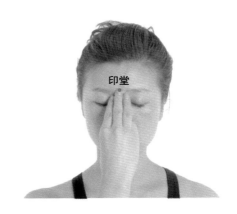

气功健鼻

　　《内功图说》中有三步锻炼健鼻功法，双手拇指擦热，指擦鼻关36次；然后静心意守，排除杂念，双目注视鼻端，默数呼吸次数3～5分钟。晚上睡觉前，俯卧于床上，暂去枕头，两膝部弯曲，两足心向上，用鼻深吸气4次，呼气4次，最后恢复正常呼吸。

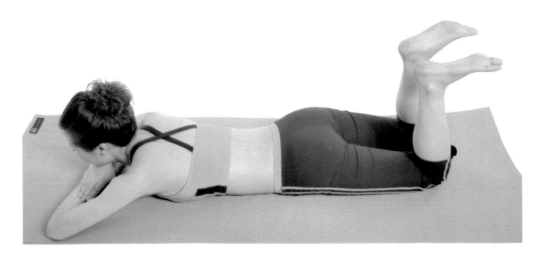

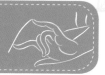

鼻子病事

止鼻血的按压法

最常见的鼻子相关病症是流鼻血，中医叫做"鼻衄"。流鼻血主要有以下几个原因，在日常生活中，按压以下部位可以止鼻血。

肩井穴

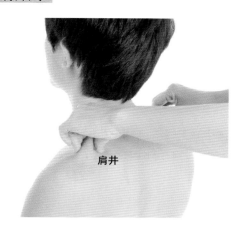

肩井

肩井穴位于大椎穴与肩峰连线三中点，肩部最高处。取坐位，用示指、拇指掐捏，挤压穴位中心，将肩部肌肉向上提起3～5秒钟，反复3回为1次，每次间歇2分钟，流鼻血时连按3次。

脚后跟

脚后跟位于踝关节及足跟骨之间的凹陷处。鼻子出血时，马上用拇指和示指捏脚后跟（踝关节及足跟骨之间的凹陷处），左鼻出血捏右脚跟，右鼻出血捏左脚跟，即回止血。

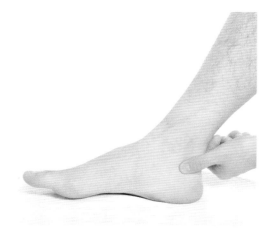

耳尖穴

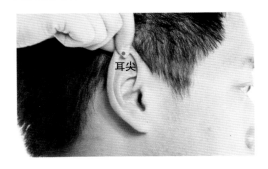

耳尖穴在耳郭的上方，当折耳向前，耳郭上方的尖端处。正坐位或侧伏坐位，按压耳尖穴3～5分钟，可止鼻血。

合谷穴

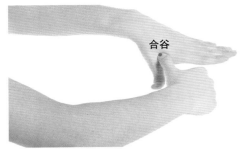
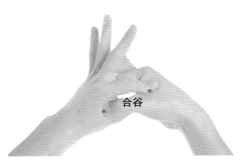

1 一手的拇指第一个关节横纹正对另一手的虎口边，拇指屈曲按下，指尖所指处就是"合谷穴"。

2 用右手拇示指岔开，捏拿左手合谷50下；换左手捏拿右手合谷50下。

迎香穴治鼻炎

慢性鼻炎属中医"鼻渊""鼻窒"范畴，多由于感受风寒或风热之邪，邪毒滞留于鼻窍，日久伤肺，肺气不宣，鼻窍不通而成。有两个按摩的方法对预防过敏性鼻炎很有效，方法简单，患有鼻炎者不妨一试。

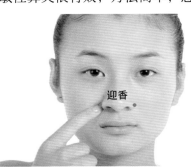

迎香穴位于面部，在鼻翼旁开约1厘米的皱纹中。

按摩迎香穴，每次5～10分钟，每日2次。

用右手示指沿右侧迎香穴按摩至发热，换左侧，方法同上，每日数次。

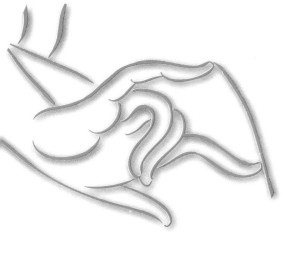

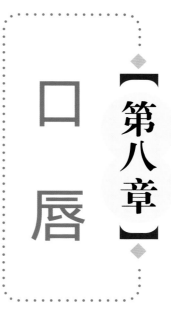

【第八章】

口唇

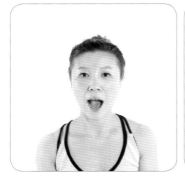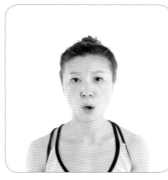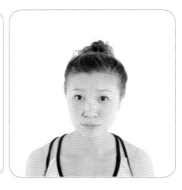

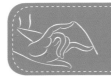

认识口唇

口唇是"脾之官"

脾开窍于口，口唇是脾之官。《灵枢·五阅五使》说："口唇者，脾之官也。"《素问·金匮真言论》指出："中央黄色，入通于脾，开窍于口。"从中我们得知，脾开窍于口，故脾经有问题就会表现在口唇上。

"脾开窍于口"即饮食口味及食欲的正常与否与脾的运化功能有密切的关系。一个人的脾经通畅，即会饮食有味、食谷感觉香甜，这样则营养充足，小孩长得健壮，大人则气血充足，肌肉健美；反之，如果一个人脾失健运，则可出现食欲减退或口味异常，如口淡无味、口甜、口腻等。

《素问·五脏生成篇》记载："脾之合，肉也；其荣，唇也。"这是说，口唇的色泽与全身气血是否充盈有关，而脾胃为气血生化之源，所以口唇的色泽是否红润，实际是脾运化功能状态的外在体现。

嘴唇这里主要与两条经脉有关：肝经环唇内；胃经也是从这里经过。所以，假如嘴巴出现了歪斜的现象，就是胃经病，是胃气被郁的象。如果一个人老是生气的话，平常表情还不会显出口歪的象，但只要一笑，你会发现嘴斜得很厉害，这就是胃气不舒造成的，是胃经的病。同时，脾开窍于口，如果嘴唇不丰满、不滋润，这就是脾病。得脾病的人会出现唇黄或者嘴唇四周发黄、嘴唇脱皮、流血等症状，这些都是阳明燥火太盛造成的。

透过口唇看健康

俗话说："病从口入"，口腔是疾病进入人体的门户。从中医角度看，病不但从"口入"，而且病也可以从口唇、口腔的形态、色泽变化反映出来。

看口唇的形态

口唇干燥：患者嘴唇发干，常用舌尖去舔，甚至发生唇裂，多属燥热伤津或阴虚液亏。多见于高烧、气候干燥、缺水和爱蒙头睡觉的人；缺乏B族维生素和很少吃新鲜蔬菜、水果、杂粮的人也多有发生唇干现象。唇炎也是引起唇干的一个重要因素。唇炎的主要表现是口唇干燥、脱屑、皲裂、进食酸辣等刺激性食物时会感到疼痛，说话或大笑时口唇会皲裂出血。重者口唇发生肿胀、水疱、糜烂、结痂等，由于剧烈的灼痛，会妨碍进食和说话。唇炎最常见的病因是使用口唇化妆品后过敏。另外，口唇干燥还见于经常大量饮酒者和慢性胃病患者。

口唇糜烂：多是脾胃有热，常见于慢性肠胃病。初生儿口唇溃烂要警惕是否得了遗传性梅毒。如果口角、嘴唇处发生糜烂，并有红斑、水肿、渗液、皲裂、脱屑等，口角处可见向外辐射状的皱纹，多为双侧口角同时发生，也有个别发生于单侧的，是得了口角炎，俗称烂嘴角，是口角部位皮肤和黏膜的炎症。

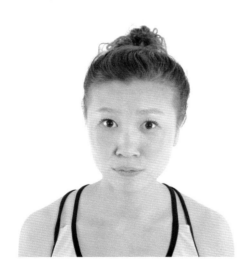

看口唇的颜色

唇色发白：若双唇淡白，多属脾胃虚弱，气血不足，常见于贫血和失血症；若上唇苍白泛青，多为大肠虚寒、泄泻、胀气、腹绞痛、畏寒、冷热交加等症状间而出现；若下唇变苍白，为胃虚寒，会出现上吐下泻、胃部发冷、胃阵痛等现象。

唇色淡红：多属血虚或气血两虚。体质虚弱而无疾患之人可见此唇色。

唇色深红：唇色火红如赤，常见于发热。肺源性心脏病（肺心病）伴心力衰竭者，当缺氧时呈绛、紫红色，临床上称为发绀。唇色如樱桃红者，常见于煤气中毒。

唇色泛青：为气滞血淤，多是血液不流畅，易罹患急性病，特别是血管性病变，如血管栓塞、脑卒中等急症。

望口腔的形态

健康的正常口腔是平整光洁的，如果口腔黏膜红肿、起水疱、发生溃疡或者出现黄白色斑点，有时伴有发烧、疼痛、不能进食，多属湿热内蕴，上蒸口腔所致。平时，口腔内有无数的细菌，当身体抵抗力下降时，细菌便繁殖起来，引起口腔黏膜、齿龈、舌体发炎，有时也可由病毒或过敏引起。

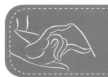

口唇保养事

日常习惯

勿常舔嘴唇

一些人有不良的习惯，嘴唇有些干的时候就用舌头舔。这样虽然会带来短暂的湿润，但当这些水分蒸发的时候，会带走嘴唇内部更多的水分，使嘴唇上的黏膜发皱，让嘴唇更干燥，严重者还会继发感染、肿胀，造成更大的痛苦。

勿撕唇皮

口唇干裂后一般都会起皮，一些人，为了不让皮留在嘴上，千方百计想把翘起来的皮撕掉，最后的结果当然是得不偿失，出血、疼痛，尤其说话时疼痛加剧。

应常做口唇护理

可以在睡觉前涂上大量润唇膏，成分中一定要含有金盏草及甘菊精华，这两种成分能舒缓干裂的双唇。护理前先用湿毛巾轻擦唇部，然后把水分擦干，再涂上大量唇膏。连续护理1个星期，双唇就可恢复润泽。

按摩

秋冬季节，唇部粗糙、失去弹性与光泽，以下这套按摩手法，有助于保养品的吸收，并改善唇周的血液循环。

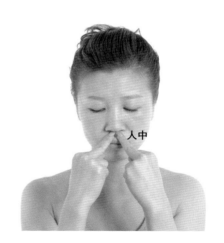

人中

1 抿紧双唇，从鼻子下方的人中开始，用双手中指的指腹，以画圈的方式，轻轻由内向外按揉10次。也可以同样方式从鼻子下方的人中开始，分别向两侧延伸，轻按至嘴角，约5次即可。

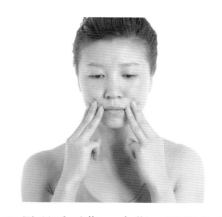 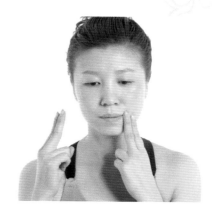

2 用双手示指、中指、环指的指尖，在嘴角双侧部位以画圈的方式，由内向外轻轻按摩10次，然后在嘴角位轻轻拍打10次。

3 用双手示指、中指同时在唇部两侧的笑纹，轻轻按摩5次，然后在唇部两侧的笑纹位置，轻轻拍打10次。

口腔体操

张口型运动

张开口，心里默念"啊"字。口腔内上腭悬雍垂尽量向上提起，舌在口腔内做自然伸缩运动。通过这样的反复张口闭口，使咽部得到伸拉运动。

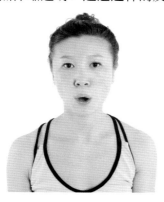

收口型运动

张口型运动以后，口型变为收口型，口里默念"熬"字。两腮里塌，口腔变窄，舌在口腔内做自然伸缩运动。

咧口型运动

心里默念"一"字，口型像"一"字，舌贴下牙床一下一下地使劲挤下牙床，使舌根得以充分的运动，促进血液循环。

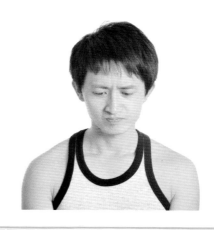

错口型运动

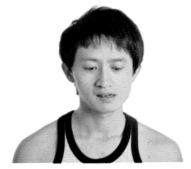

在微微张开小口以后，下颌骨由右向左移动错开，形似老牛反刍，由左向右移动后，再由右向左移动，使咽部受到牵引。

嚼口型运动

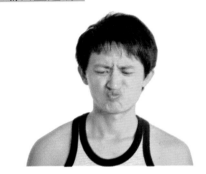

小口型似小孩嗍奶状，运动时两腮往里抽，嘴像小孩嗍奶。舌在口内形成条状卷起，舔上腭及咽部形成运动按摩。这样运动出口水以后，将口水咽下，以润咽部。

闭口型堵气运动

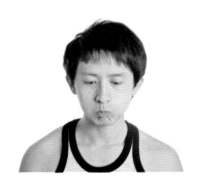

将双唇紧闭，而后在口内鼓气。由于双唇紧闭，故可使气体冲击咽部，以气对整个口腔和咽部进行按摩，使口内产生大量的津液，将这些津液徐徐咽下，以润咽喉。

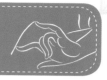

口唇病事

口腔溃疡

口腔溃疡表面上看是一种很小的病，虽然会对我们的生活造成一点儿影响，但人们大多会忽视它，要么不去看医生，要么随便吃点药。实际上，如果不是单纯的胃火上攻导致的溃疡，而是病情经常反复的话，那么大多是身体很虚弱的表现。所以口腔里面的溃疡主要是由血不足所引起的。血的输布能力不足，或肝都无血可藏就会出现口腔溃疡。

口腔溃疡食疗方

1.蜂蜜疗法：将口腔洗漱干净，再用消毒棉签将蜂蜜涂于溃疡面上，涂擦后暂不要饮食。15分钟左右，可用蜂蜜连口水一起咽下，再继续涂擦，一天可重复涂擦数遍。

2.白菜根疗法：取白菜根60克，蒜苗15克，大枣10个，水煎服，每日12次，可治疗口腔溃疡。

3.苹果疗法：取1个苹果（梨也可以）削成片放至容器内，加入冷水（没过要煮的苹果或梨）加热至沸，待其稍凉后同酒一起含在口中片刻再食用，连用几天即可治愈。

口干——肝肾阴虚

中医认为口干多由肝肾阴虚、津不上承引起，或由热盛津伤、煎灼津液所致。总以为区区口干无碍大局，多喝水就能迎刃而解。其实，口干是多种疾病产生的信号。

干燥综合征

口干是干燥综合征的主要症状之一。其口干往往难以忍受，即使水不离口也不解渴。患者唾液减少，吞咽干的食物十分困难，舌及口角开裂疼痛，易生龋齿。半数左右的患者腮腺肿大，部分患者有颌下腺或附近淋巴结肿大的症状，部分患者伴有关节疼痛，以肘、膝关节多见。严重者可致肾小管受损、心律失常等危险后果。患干燥综合征者眼内还常有异物感、烧灼感，且鼻孔干燥，易结痂。

糖尿病

糖尿病人常有口干、口渴症状。临床糖尿病患者的典型症状可概括为"三多一少"，即多饮、多食、多尿和体重减轻。

多尿包括尿量增多和排尿次数增

多，每日总尿量可达3～5升，甚至多达10升。

由于多尿，体内会失去大量水分，因而口干渴喜多饮。饮水量与血糖浓度、尿量和尿中失糖量成正比。

口干作为糖尿病的早期信号，常因其他症状不够典型而易被人们忽视，以致错失早期治疗的良机。

甲亢

临床症状为口干多汗、怕热，皮肤湿润且温度升高，甲状腺肿大，突眼等。

甲状腺功能亢进起病缓慢，多数患者记不清确切的起病时间，加之早期症状不明显，故易被患者忽视，但早期如果借助甲状腺功能的实验室检查，则很容易就能得到明确诊断。

中医学多以滋养肝肾、益气润燥、清热生津的方法治疗口干症，且有较好的疗效。

口苦——肝胆炎症

口苦的原因

1.肝胆急性炎症：中医认为，早晨起来如果口苦，主要是由湿热引起的。肝胆湿热口苦，可能是由于肝胆部位存在炎症所引起的。如当肝或胆囊发炎时，胆汁排泄失常导致口发苦。

2.胃热口苦：如食管炎、慢性胃炎，因胃动力差，存在胆汁反流，因此会伴有胃灼热等症状，引起口苦。饮食不当，食用了过多的辛辣食物，也会引起口苦。

3.口腔炎症：如牙龈炎、牙龈出血等，可引起口苦。

4.生活不规律，睡眠休息不足，过度吸烟、酗酒等会引起口苦；打呼噜、张口睡觉等也易出现口干、口苦。

5.精神性口苦：由于工作精神压力大，再加上饮食不当、不规律、活动少等特点，其肠胃功能呆滞，进食的食物在胃肠内停留时间过长，很容易产生湿热，也会引起口苦。

6.一些慢性疾病，如糖尿病等也会有口苦的情况。

口苦的防治

1.预防和根治口苦，最好的办法是医治原发疾病，必要时做胃与肝胆检查，以明确病因。患有慢性疾病的人应针对病因治疗引起的口苦。

2.戒除生活中的不良嗜好，如吸烟、酗酒，还要注意口腔卫生等。

3.缓解心理压力，保持生活、饮食规律、饮食结构合理，少食辛辣，多吃水果、蔬菜等。

4.适当运动，从而促进消化功能的正常运转。

5.服用维生素C片，对任何原因的口苦都有效。维生素的用法是每日3次，每次2～3片，放舌下含化。苦瓜也可治疗口苦。

口甜——脾胃湿热

口甜多为脾胃功能失常所致。临床上分为脾胃热蒸口甜和脾胃气阴两虚口甜，前者多因过食辛辣厚味之品，滋生内热或外感邪热蕴积于脾胃所致，表现为口甜而渴、喜饮水、多食易饥，或唇舌生疮、大便干结、舌红苔燥、脉数有力等；后者多由年老或久病伤及脾胃，导致气阴两伤、虚热内生、脾津受灼所致，表现为口甜、口干而饮水不多、气短体倦、不思饮食、脘腹作胀、大便时干时软。

口臭——脏腑失调

所谓口臭，就是从人口中散发出来的令别人厌烦、使自己尴尬的难闻的口气。别小看口臭这小小的毛病，它会使人不敢与他人近距离交往，从而产生自卑心理，影响正常的人际、情感交流，令人十分苦恼。

体质强壮、神清气爽、口舌生香是人体正常脏腑功能活动的外在表现，反之则可能是病态的现象。中医认为：口臭的产生源于人体的各种急慢性疾病。口臭产生的原因不同，治疗的方法也或多或少有些不同。

胃火口臭

多由火热之邪犯胃所致。其证除口臭外，常伴有面赤身热、口渴饮冷，或口舌生疮，或牙龈肿痛、流脓出血等。应清泻胃火。宜用清胃散（黄连、升麻、生地、丹皮、石膏、当归）治之。大便秘结者，可加大黄。

食积口臭

多由过饱伤胃，缩食停滞胃中引起。其证口出酸腐臭味，脘腹胀痛，不思饮食，嗳气口臭等。应消食导滞，保和丸或枳实导滞丸，均可随症选用。

热痰口臭

多由热痰犯肺或热痰郁久化脓化腐引起。其证除口臭外，常伴有咳吐痰浊或脓血，胸痛短气等。应清肺涤痰、未化脓化腐者，宜用小陷胸汤（半夏、黄连、瓜蒌）治之；化脓化腐者，宜用千金苇茎汤（桃仁、苇茎、冬瓜子、苡仁）加味治之。

虚热口臭

多由阴虚生内热所致。口臭而兼见鼻干，干咳，大便干结，为肺阴虚弱之候。应清润肺脏，宜用清燥救肺汤（石膏、桑叶、杏仁、枇杷叶、人参、麦冬、阿胶、胡麻仁、甘草）化裁治之；口臭而兼见心烦不安，失眠多梦，肌肉跳动，爪甲不华，为肝之阴血亏损。应补益肝之阴血，宜用酸枣仁汤（酸枣仁、茯神、知母、川芎、甘草）合四物汤（熟地、当归、川芎、白芍）加减治之，其效颇佳。口臭而兼见腰腿酸软，多梦遗精，口干咽燥，夜间尤甚，为肾阴虚损，相火妄动之证。用知柏地黄丸滋阴降火，久服必验。

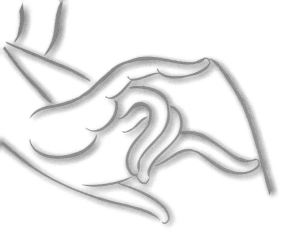

【第九章】

舌头

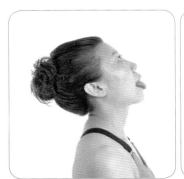 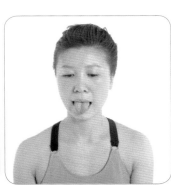 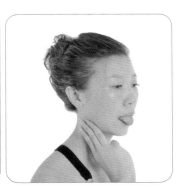

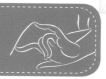

认识舌头

舌头是"心之官"

舌为心之官。心脏有病一般会出现舌头不灵活、舌卷缩等症状。口误，经常说错话，也是心气不足的表象。

舌头尝不出味道，意味着心脏功能可能受损；口中干涩、舌苔厚重或者舌头上生疮久治不愈，应警惕心脏病变；舌面如镜光滑，没有舌苔，是消化性溃疡的前兆；舌头粗糙，表示营养缺乏，以及因铁的吸收不良所引起的贫血；伸舌时震颤，表明神经衰弱和久病体虚；舌头活动不灵，或有歪斜僵硬，则常是脑血管疾病的先兆。

《黄帝内经》上有：心病者，舌卷缩，颧赤。颧赤是说心脏有病的话，颧骨这个部位会发红。除了颧骨，我们日常生活中还要留心印堂，因为心病还会表现在印堂处。印堂位于两眉之间，此处如果突然发红，而且图案如灯花状，是心神将散的象，我们尤其要当心，这叫"祸福在旦夕间"，可能会有重病突发。印堂发黑也不是件好事，从中医的角度讲，这相当于水气凌心，就是肾水太多，心火太弱，肾水上来使心火的功能发挥不了。这也是一个很危险的信号。我们在日常生活中要对印堂颜色的变化加以注意。

从舌头看健康

常言道：每日照一照，有病早知道。一个健康的人，面对镜子看自己的舌头，应当是舌体柔润，舌质淡红，舌面上铺有薄而均匀的颗粒、干湿适中的白苔，此谓"舌淡红，苔薄白"。但是，患病后，舌质与舌苔就会发生变化。因此，经常观察舌象，可以了解健康状况，及时进行自我保健与调理。

中医认为"舌为心之苗"，"苔为胃气之根"，舌体与肺、心、肝、脾、肾等内脏经络相连。人体内脏若有病变，可以非常直观地反映在舌头上。有经验的医生看舌头，就像看月亮的阴晴圆缺，一望便知道你病情的轻重，体内的虚实寒热。中医将舌体分为四部分：舌尖多反映心、肺的变化，舌中多反映脾胃的病变，舌两侧多反映肝胆的病变的情况，舌根多提示肾的病变。

舌苔黄、舌质红多是上火

中医认为，舌苔发黄、舌质红（即舌头红）的人出现口苦咽干，属于有热上火。

如果看到舌质偏红、舌苔黄，而且小便时有排不净的感觉，或尿时感到小便发热，有痛感，这多半是膀胱湿热，也就是西医讲的泌尿系感染，可用白茅根、瞿麦、扁蓄等，水煎后当茶喝。

肝经有火，舌边红、苔黄偏干、眼睛红赤肿痛，或经常长睑腺炎，为肝经有火，可用酒炮制过的大黄泡水喝。大黄性寒，有降泄作用，用酒炮制后，可将大黄药力引到头目，泄上焦之火。

舌质稍红、苔薄黄为肺经有热。伴有大便干结者可用冬凌草、大黄稍加煎煮，每日当茶饮。咽干肿痛者可用胖大海、麦冬、菊花泡茶，症状严重者加二花、山豆根、牛蒡子，大便秘结加大黄，往往可以收到不错的疗效。

舌苔白、舌质偏白是虚寒

舌苔白、舌质偏白的人多伴有形寒肢冷、手足不温，为阳气不足导致的虚寒体质。

如果是心阳虚的病人，会出现心慌气短，劳累加重。病人可服些红参、黄芪煎水当茶喝，平时饮食中常吃些温阳散寒的生姜。中医认为，冬天阳虚病人要格外注意保暖，可多进食热粥，也可自制一个药棉背心穿。方法是用熬好的生姜水泡棉花，然后晾干，做成棉背心。

如果是脾胃阳虚的病人，会常出现胃部疼痛怕凉，不思饮食，尤其怕食生冷食物，有的伴有大便溏泻。胃疼病人可用干姜（或良姜）、荜拔煎水喝，具有温胃散寒作用。还可用生姜、白胡椒粉捣成泥状，稍加温后敷脐，每日一换。老年人因阳虚大便干，可用肉苁蓉、附子、干姜、葱白煎水喝。

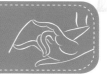

舌头保养事

日常习惯

勤观察

清晨起床之后，趁着洗脸的机会，可以对着镜子把舌伸出口外，观察自己的舌苔、舌质，看看自己的舌苔有什么的变化，比如厚薄的变化，颜色的变化等等。除了看舌苔外，还应看舌质——主要是看舌头本身的颜色。正常人舌色为淡红色。常见的病态舌色可分为淡白色、红色、绛色、紫色等几种。

当然，自己观察舌头，只是初步了解自己的身体正常与否。如果感冒了，想进行自我药疗，就可以根据自己的舌苔是黄是白、是厚是薄，判断自己得的是风热感冒还是风寒感冒，然后选择相应的中成药。不过，对于较严重病情的判断和进一步对症用药，还是应该去看医生。

常运动

平时不妨经常锻炼一下舌头，可以间接刺激脑部和面部的神经，从而减缓大脑萎缩和防止面部神经及肌肉的老化。步骤如下：

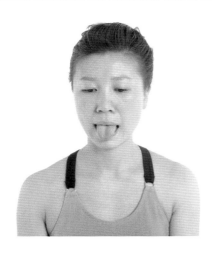

1 舌尖向前尽量伸出，使舌根有拉伸的感觉，当舌头不能再伸长时，把舌头缩回口中，这样伸出与缩进各10次。然后，舌头在嘴巴外面向左、向右各摆动5次。

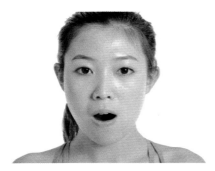

2 舌尖轻轻抵住上颚，再用舌尖在上颚周围正反转圈各36次；或用舌尖舔上颚，左右摆动36次。待口水增多时，分3次咽下。

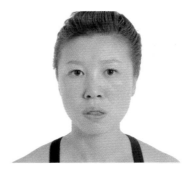

3 用舌尖舔内侧的齿龈，由上而下，紧贴上下牙龈转圈，正反各36圈。然后，再用舌尖舔摩上唇颊侧和下唇颊侧36圈，顺序同上，待口水增多时，分3次吞下。

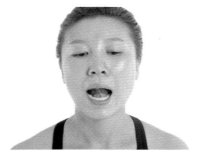

4 把舌头向里面卷，使舌尖能够到达喉咙的部位；或把舌头卷起，使舌头和嘴巴里的每一个部分都能接触。反复做3～5次。

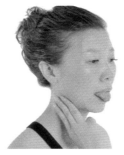

5 嘴巴张开，舌头伸出并缩进，同时用右手示指、中指与环指的指尖，在左耳下边至咽喉处，上下搓擦30次。接着，在舌头伸出与缩进时，用左手三指的指尖，在右耳下边至咽喉处，上下搓擦各30次。

刷舌

舌头上的味觉细胞能精确无误地分辨出食物冷热凉温、粗细软硬、大小长扁等物理感受和香臭咸甜苦辣辛涩等各种化学属性。舌头不仅能有效地调控食物在口腔中的均匀度，还能准确无误地执行大脑食欲中枢下达对各类食物享用的指令，与嗅神经和眼神经共同完成人类对食物的满足。保护好和善用好舌头，是人类高生命质量、高人性化的需要。最直接有效的方法便是科学地刷或刮舌头。

舌头运动

中医的"舌诊"，就是通过观察舌体各部分的变化，从而达到诊断相应内脏的病变情况。因此，经常运动舌头，可加强内脏各部位的功能，有助于食物的消化吸收，强身健体，延缓衰老。

舌头操

舌头操的具体做法是：

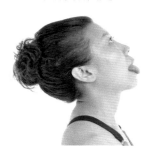

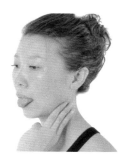

1 对着镜子，嘴巴张开，舌头缓慢地伸出，停留2～3秒钟，反复操练5次。然后头部上仰，下巴伸展，嘴巴大大地张开，伸出舌头，停留2～3秒钟，反复操练5次。

2 嘴巴张开，舌头伸出后缩进，同时用左手示指、中指与环指的指尖在左下边至咽喉处，上下搓擦30次。接着在舌头伸出与缩进时，用右手三指的指尖，在右下边至咽喉处，上下搓擦30次。

3 坐在椅子上，双手十指张开，放在膝盖上，上半身稍微前倾。首先，由鼻孔吸气，接着嘴巴大大地张开，舌头伸出并且呼气，同时睁大双眼，平视前方，反复操练3～5次。

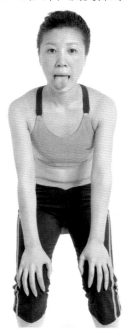

> "舌头操"是一套很好的自我保健操，有助于高血压、脑梗死、哮喘、老花眼、耳鸣等疾病辅助治疗。每日早、中、晚各做1次，不但可以减少口腔疾病的发生，还能延缓味蕾的衰老，同时还能起到锻炼面部肌肉的功效。

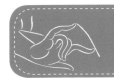

舌头病事

常见的舌头病事有舌部的咬伤、烫伤、溃疡、肿瘤等，还有一些特殊的舌头疾病。下面介绍几种常见的舌头疾病。

1.舌叶状乳头炎：当舌根及咽部出现不适时，患者常常对镜自检，把舌头伸得很长，这时往往可见到叶状乳头呈充血水肿状，但过度地伸舌会加重舌的不适。所以，当舌缘有不适时可到医院检查，如只是叶状乳头发炎，一般不需特殊治疗，可对症使用一些消炎药和含漱剂。

2.裂舌：又称沟纹舌。舌背上出现纵横交错的裂缝。裂舌一般没有自觉症状，但食物残渣可能进入舌的沟裂，导致慢性发炎，出现轻度疼痛和口臭，没有症状的裂舌一般不需要治疗。漱口时可将舌头抵住下前牙的内面，使舌背向上拱起，深沟扩张，将滞留在内的食物残渣漱出。

3.光滑舌：又称"镜面舌"，是舌背乳头的慢性萎缩性炎症。光滑舌不是一种单独的病，而是一些全身性或局部疾病的表现。如B族维生素缺乏时，舌光亮而发红。此病应根据病因进行治疗，如补充B族维生素，治疗贫血或内分泌疾病等。

看舌头自测疾病

健康人舌色淡红而且湿润，没有裂痕和凹痕。但如果有以下情形，往往预示身体某些部位已出现问题了。

舌头亮而红，说明缺乏烟酸。

舌头亮而舌苔少，表明缺乏维生素B_{12}或叶酸。

舌呈紫色或洋红色，表明缺乏维生素B_2。

舌苔黄腻，反映消化不良、食欲缺乏，急性肝炎亦会有此情况。

舌部运动不灵活、僵硬、说话不清，常是脑血管破裂的先兆，或是脑卒中后遗症。

伸舌时震颤，表明神经衰弱或久病体虚。

舌色过淡，说明贫血或组织水肿。

舌头胖大，可能与患有甲状腺机能低下有关。

舌面出现芒刺，一般表明患有肺炎及其他高热疾病。

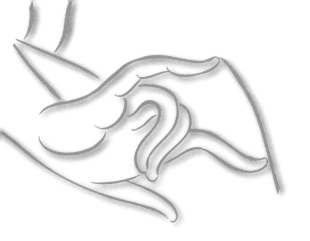

【第十章】

牙 齿

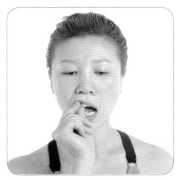 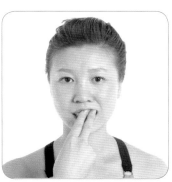 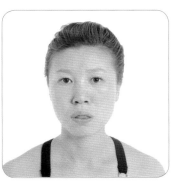

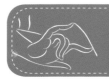

认识牙齿

牙齿与合谷穴

由于合谷穴是大肠经上的重要穴位，因此，按摩合谷穴对于大肠经循行之处的组织器官的不适与疾病有一定的疗效，特别是对于减少口腔疾病的发生和保护牙齿健康有明显的作用。

合谷穴是手阳明大肠经上的一个重要穴位，位于手背第一、二掌骨之间，第二掌骨的中点、桡侧边缘中间凹陷处。取穴时，将一只手的拇指和示指分开，展露虎口。用一只手拇指的第一个关节横纹正对另一只手虎口边缘，拇指弯曲并按下，指尖所指处即为合谷穴。

具体的按摩方法是，当按摩左手时，可用右手握住左手，右手的拇指屈曲垂直按在合谷穴上，做一紧一松的按压，一般2秒钟/次。按压的力量要较强，穴位下面应出现酸、麻、胀的感觉，甚至有蹿到示指端和肘部以上的感觉，即"得气"现象为好。因此，可在按压穴位的同时加以揉动，效果可更好。由于经络的敏感程度因人、因病而异，所以也要辨证论治，恰到好处。

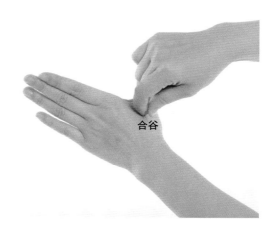

合谷

注意：

对于体质较差的病人，按摩合谷穴时力度不应过大；如果是孕妇的话，一般不要按摩合谷穴。

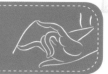

牙齿保养事

日常习惯

勤刷牙

每餐及吃过甜点后都要刷牙，及时清除食物残留；餐后咀嚼无糖口香糖；选择含氟的牙膏有利于清除口腔细菌；使用软毛牙刷，以免损伤牙龈。

用牙线

牙缝中的细菌不仅会造成牙龈发炎、损伤，甚至会损害骨骼，令细菌侵入血液，进而危及全身。牙线能有效深入牙缝，清除其中细菌。

定期洗牙

刷牙和牙线也有力所不及的地方，牙齿根部会堆积细菌，甚至形成顽固的牙垢，危害牙龈。应每年或每两年洗一次牙，彻底清洁牙齿。

使用漱口水

漱口水可以有效减少口腔细菌数量，降低细菌的危害。使用含氟牙膏的同时，如果配合杀菌漱口水，能使牙齿得到双重保护，从而预防蛀牙。

伤牙习惯

一口黄牙不仅会让自己的外貌大打折扣，甚至还会引起全身各种疾病。事实上，生活中的一些陋习就是带来这一恶果的罪魁祸首。

非进餐时间吃甜食

很多人将蛋糕、蛋挞或松饼作为零食，长此以往，不仅带来肥胖问题，伤害牙齿也在所难免。如果一定要吃甜食，也最好在正餐后吃，这样可以降低患龋齿的概率。"不过，正餐后吃一小块硬奶酪对牙齿会有好处。"牙科医生金伯莉·哈姆斯博士说。

吃黏性大的食物

喜欢吃此类食物，如太妃糖的人要注意了！这会使大量细菌进入到口腔难以清洗的位置或使牙齿破裂的最方便途径之一。

不吃水果、蔬菜

水果、蔬菜中含有多种维生素，可防止牙龈出血和炎症，不吃水果蔬菜会导致诸多口腔疾病。

咀嚼含蔗糖的口香糖

牙齿每日浸泡在蔗糖里，很容易导致龋齿。相反，咀嚼无糖口香糖增加了唾液的产生，可冲掉口腔里的食物。

常喝碳酸饮料

不光是咖啡和茶会让牙齿着色，如果长期饮用可乐、奶制品或是苏打水，也会在口腔里制造出损坏健康的环境。哈姆斯博士说："尤其是碳酸饮料会激活附着在牙齿表面的产酸的细菌，因此要尽量少喝。"

不喝水

对牙齿最好的饮水时间是在餐后，这样能冲洗掉大量食物残渣和一些细菌。

牙齿保健操

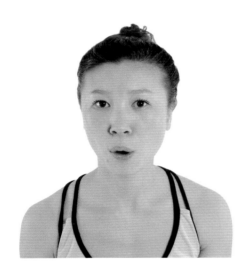

第一步：叩齿

舌尖抵住上腭，口、唇闭拢或者微张，上、下齿自然叩击四个八拍，注意舌体不要动，力量均衡。叩齿可以增加牙周及上下颌骨的血液循环，刺激口腔分泌唾液，保护免疫的功能，还预防牙周疾病。

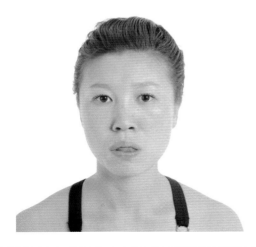

第二步：搅海

口、唇微闭，牙齿张开，让舌头伸入唇齿之间，按顺时针、逆时针方向各搅动两个八拍，每四拍搅动一周。搅海可以促进舌体血液循环和舌体灵活性，并按摩了口腔黏膜及牙龈，达到增强咀嚼功能。

第三步：鼓漱与吞津

上两式完成后留在口中的唾液，在左、中、右三个方向的齿缝间挤进挤出各一个八拍，然后将唾液分三次慢慢低头吞下，尽量在咽喉处发出"叽咕"的响声。这样做可以刺激口腔分泌唾液，冲洗牙面、齿缝和整个口腔，不利于菌斑附着，充分发挥唾液的免疫防病功能。

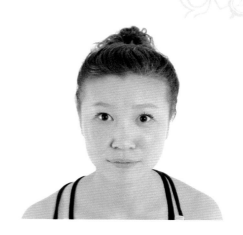

第四步：按摩牙龈

先用右手示指和拇指夹住左侧上面牙龈，逐个按摩；再用左手按摩异侧牙龈，左右两侧共按摩八个八拍。也可用示指、中指放在口外牙龈相应部位按摩，左、右各两个八拍。按摩可使牙龈、齿面变得光滑，还可以矫正牙列不齐。

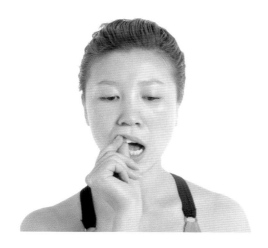
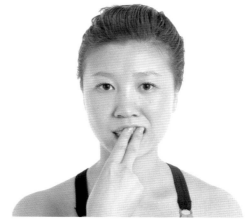

固齿操

中医认为，肾主人的寿夭，骨为肾所生，齿乃骨之余。因此，人们常将牙齿的好坏作为是否衰老的标志。以下固齿操可以帮助你坚固牙齿。

固精坚齿法

任何人小便后均会有寒颤的反应，那是因为人体表的毛孔或毛细血管松弛了，完全处于无防备状态，古代医学家称之为"表皮破于邪"。因此，古代养生法即有明示。小便时间虽短却不能稍有大意。明代医学家张介宾著有《景岳全书》。书中提到，为防止表皮破于邪，"风于小解时。必先咬定牙根而后解，则肾气亦赖于摄，非但固精，亦能坚齿。故余年逾古稀而齿无一损。"具体做法是：当男性小便时，舌抵上腭，咬紧牙关，踮起脚尖，然后以不太快的速度排尿，并排净。女性在坐桶小解时，把双脚的大脚趾、二脚趾用力着地。咬紧牙关，其效果亦然。此种踮起脚尖解小便的方法，能在一个月至半年时间里使牙齿牢固，肾功能也能变强。在大便全过程也要咬紧牙关，缄言不语。

齿宜常叩

具体做法是：端坐，凝神静心，屏除杂念。两唇轻合，上下齿相互叩击，铿然有声。先叩臼齿；次叩门齿；再错位叩犬齿。每日晨起、中午、睡前或不拘时刻，各叩100下（即臼齿100下、门齿100下，犬齿100下）。除了叩齿，古代养生术还讲究"琢齿"，即上下齿相磨动，习者可根据本人牙齿情况选用。叩齿后自觉有热气上冲脑为宜。若无，则叩齿次数加倍。叩齿、琢齿过程舌下生出津液（唾液）时，不可随意吐弃，以意念送入脐下7厘米丹田处。叩齿、琢齿注意力度宜自然，过大疼痛；过小达不到效果。

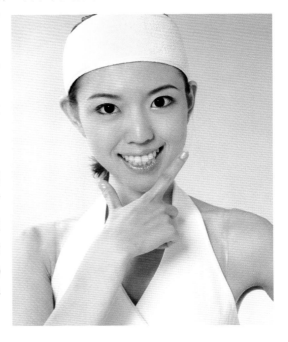

摩龈固齿

许多人脱齿源于牙周炎而非龋齿。牙龈者，牙之床也。因此摩龈可固齿。具体方法是：每日午饭或晚饭后，漱完口，净手，先用右手的示指伸入口中按摩左边和中间牙龈50～60次；然后用左手示指按摩右边上下牙龈50～60次。

牙齿病事

按合谷止牙痛

牙痛可见于多种牙病。急性牙痛可发生于急性牙龈炎、急性牙髓炎或者由温度、化学物质、食物嵌入等刺激所致。慢性牙痛则可见于慢性牙龈炎、牙周病、慢性牙髓炎、中度龋病等。在牙痛的时候，可以按合谷穴来止牙痛。

双手拇指的第一个关节横纹正对另一手的虎口边，拇指屈曲按下，指尖所指处就是合谷穴。

牙痛的时候可以用一只手的大拇指指端在另一只手拇指与示指之间虎口处的合谷穴上用力向下按压，并作左右方向的揉动。按压频率约每分钟100次，做3～5分钟，一天中可重复数次，按压时会有酸胀感，一般来说酸胀感越强，效果越好。大部分病人的牙痛可以在一次按压后消失或明显减轻。

牙周炎

牙周炎是口腔中最常见的疾病，成年人中患病率高达90%，病程长，治愈率低，中医认为，牙龈发炎、出血、红肿、疼痛及口臭，大多由胃火上蒸、肾阴不足、火热邪毒外侵所致。中医治疗牙周炎时以先养阴清热，攻毒败毒，止痛消肿为主，中医认为"齿为骨之余，肾主骨，故与肾关系密切，肾阴亏虚，火热毒邪循经上犯所致，故后期应以滋补肾阴，以清虚热"。

大多数牙周炎病人属肾虚型，中医治疗牙周炎时需补肾固齿，以滋肾六味地黄丸为基础，加骨碎补、黄芪、肉桂等研制成补肾固齿丸，具有生阴长精血、固肾潜阳等作用。

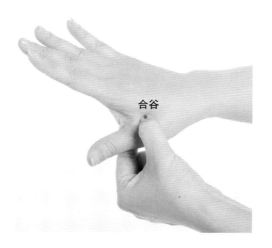

合谷

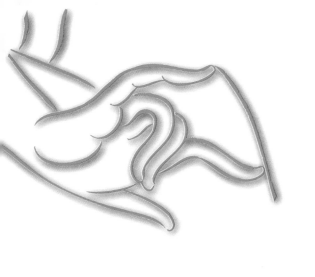

第十一章

咽喉

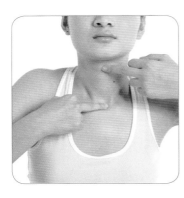 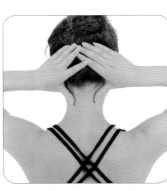 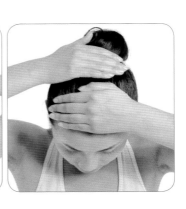

认识咽喉

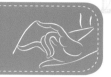

所谓咽喉要道

我们不要小瞧了咽喉的问题，咽喉的病都是大病。为什么有"咽喉要道"之说？因为咽喉离人体最重要的器官——脑最近，走咽喉的经脉一共有八条之多，所有上脑、上头的经脉，全都要经过咽喉，人脑袋病都与咽喉、颈椎有关，那么咽喉就成为了一道屏障，来阻挡疾病的上行。

我们常说人的身体比大脑更聪明，因为我们的身体知道人的大脑是要用来思考、用来学习的，不可以破坏它，所以我们的身体就安插了咽喉这道天然屏障在这里，把一切的病症和邪气拦在这里，阻其上行。咽喉病实际上是在帮助我们阻拦脑病，故我们要重视咽喉疾病，要及时地去医院治疗咽喉疾病，否则疾病再往上走，就到了脑子，那样，就会对人造成极大伤害。

何为咽喉？咽喉实际上由咽和喉两部分组成。《黄帝内经·灵枢》"忧恚无言篇"中说："咽喉者，水谷之道也；喉咙者，气之所以上下者也。"《重楼玉钥》则说："咽者胃之系，喉者肺气之所通。"意思就是咽是食物上下的通道，咽是走两边的；喉是走中间的，喉主声音，所以它是人体之气上下的通道。这里明确指出了咽与喉的不同之处。

我们来举个很有意思的例子。平常我们照相的时候爱说"茄子"，为的是表情好看。古代人不说"茄子"，"茄子"这个词的发音导致的面部表情还是有点僵硬，不自然，那么他们发什么音呢？不发"喉"这个音，"喉"走中间的，而"咽"这个字的音是走两边的。当然也不发"咽"这个字的音，而是发"银"这个字的音。这音是走两边的，发"银"这个字的音时就笑得最好看，这叫"银然而笑"。为什么是"银"的音？因为发这个音的时候首先人会低头，低头就代表谦虚，这符合中国传统文化的本性。而且女人低头的瞬间最温柔，我们不都喜欢温柔的女性吗？发"银"这个音时你会发现，低头时我们会自觉地稍微把眼睛抬起来点，而这时我们张开的嘴也恰恰会露出八颗牙齿，不多不少，正好八颗，这时最好看。

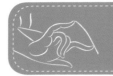

咽喉保养事

日常习惯

大量喝水

保持体内水的平衡可以充分地滋润声带。

不吸烟

即使是被动吸烟也应该尽量避免，因为吸烟能够明显刺激咽喉。

讲话的声音保持正常

不要过高或过低，低声讲话对于保护嗓音来说也是不利的。

不过多地清嗓子

因为当您做这种动作的时候，气流就会猛烈地震动声带，从而损伤声带。

食用能生津利喉的食品

比如余甘子，能保护咽喉。

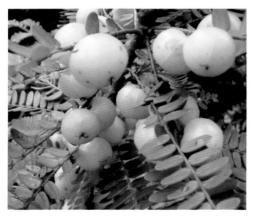

损害咽喉的习惯

饮食习惯与疾病的关系是一门学问，涉及的内容很多。就咽喉科的常见病而言，有些疾病的发生或加重就与某些饮食习惯有关。

不注意卫生

俗话说："病从口入"，有许多病毒、细菌感染性疾病是"从口入"的，例如急性鼻炎、急性咽炎、咽喉结核等等。如果说吃腐败变质的食物会引起肠胃疾病，那么不小心吃了受到病毒和致病菌污染的食物就容易被传染上疾病。

偏甜食

偏爱甜食者容易肥胖，也容易患糖尿病，咽喉科疾病中有一些是与糖尿病有关的，例如耳鸣、耳聋等。多食甜食还容易生痰，在慢性咽炎急性发作之后，咳嗽不止，大多与甜食食用过多有关。

嗜辛辣

辣味在调味品中起到重要的激发食欲的作用。但是如果吃辣的东西太多，则容易助长"内火"，损伤津液，造成阴虚火旺的症候，出现咽喉干燥、灼热等症状。急性病时多吃辣味，还容易加重炎症。

饮酒和吸烟

少量、适量饮酒对健康并无损害，由于人与人之间的个体差异，还有每个人在平时和生病时的差异，所以很难界定"少量"和"多量"的界限。一般而言，在急性病时不宜饮酒，耳聋、梅尼埃病等内耳疾病和咽炎、喉炎时也不宜饮酒。至于吸烟的危害那就太大了，不但会危害人的咽喉，还会引发心脑血管疾病、呼吸系统疾病、消化系统疾病等诸多疾病。

按摩

咽喉既是正常呼吸的必经之路，又是重要的发声器。介绍一些自我按摩疗法，利于咽喉保健。

1 两拇指分别置于枕骨两大筋外侧凹陷处（风池穴），示指、中指置于两大筋中沟里，从枕骨根部推下去再拉上来，一上一下为1次，共做72次；再用两拇指从外侧往里挤，示、中指往外掰，一挤一掰为1次，共做36次。推拉要柔和，挤、掰要重。

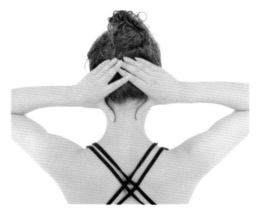

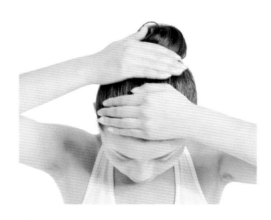

2 分别用左手掌捂住神庭穴、上星穴，用右手掌捂住百会穴、通天穴，先顺时针按摩72次，再双手换位逆时针按摩72次。转速应稍快有力。

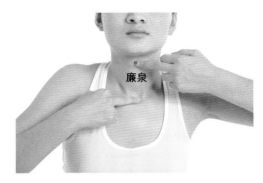

廉泉

3 用右手中指指腹按摩天突穴72次，同时用左手拇指顶舌根部的廉泉穴按摩72次，然后双手换位做反向动作。

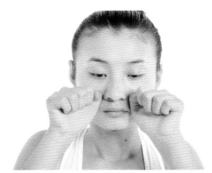

4 双手轻握拳，拇指微曲，用拇指背侧沿鼻翼沟向上推，经鼻通穴、睛明穴直抵眉骨，推上拉下为1次，共做36次。动作不要过重。

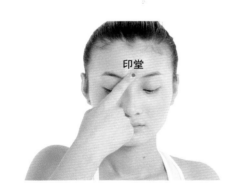

印堂

5 用示指指腹按摩印堂穴、太阳穴，每穴正、反各按摩36次。印堂穴宜重，太阳穴宜轻。

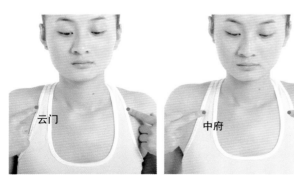

云门　中府

6 用双手示指、中指指腹按摩中府穴、云门穴，每穴正反各按摩72次。大人宜重，小孩宜轻。

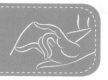

照海穴治疗咽炎有奇效

慢性咽炎是咽部黏膜、黏膜下及淋巴组织的弥漫性炎症，常为呼吸道慢性炎症的一部分。慢性咽炎的发病多见于成年人，病程较长，症状顽固，较难治愈。患者常觉咽部发干、刺痒、发胀、有异物感。晨起发生阵咳，分泌物少而黏稠，不易咳出。平时常发出"吭""咯"声。慢性咽炎症状常因讲话过多或天气变化、过度劳累、过食刺激性食物而加重。慢性咽炎属中医"虚火喉痹"范畴，中医辨证分为：肺肾阴虚证、气津两伤症。对于咽炎的治疗，照海穴可起奇效。

照海穴

照海穴位于内踝尖正下方凹陷处，最早见于《针灸甲乙经》，《千金要方》称"漏阴"，属足少阴肾经，是八脉要穴之一，通阴蹻脉，有滋肾清热、通调三焦之功。

照海穴在奇经八脉中属阴蹻，与足少阴肾经交会，为八脉交会要穴之一，有滋肾清热、通调三焦之功，既补益又清热。点揉这一个穴位既可以调理阴蹻脉又可以调理肾经，可谓一举两得的妙法。孙思邈在《千金要方》里称此穴为"漏阴"，就是说这个穴位出了问题，人的肾水减少了，会造成肾阴亏虚，引起虚火上升。像胸膈满闷、嗓子干疼、慢性咽炎、声音嘶哑等临床症状都在这个穴的治疗范围之内。所以按摩此穴往往会收到立竿见影的功效。

足底按摩解梅核气之苦

梅核气系指咽喉有异物感、梗死不适、咯之不出、咽之不下的症状，但不影响饮食进入。兼见精神抑郁、胸膈堵塞或满闷欲呕，善叹息。该病多见于中青年人，以女性多见，因情志不畅、精神抑郁而起病。

按摩部位

足底部反射区：头部（大脑）、脑垂体、小脑及脑干、肝、胆囊、肾上腺、肾、输尿管、膀胱、胃、胰、十二指肠。

足背部反射区：肋骨、胸（乳房）、胸部淋巴结（胸腺）、喉与气管、膈。

常用手法

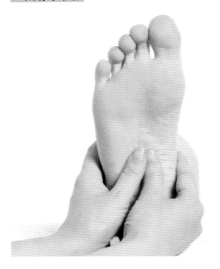

足底部反射区：拇指指端点法、示指指间关节点法、拇指关节刮法、示指关节刮法、拇指推法、擦法等。

足背部反射区：拇指指端点法、示指指间关节点法、拇指推法、示指推法、分法等。

大蒜贴敷合谷穴治疗扁桃体炎

扁桃体炎，顾名思义，就是扁桃体的炎症。临床上分为急性扁桃体炎和慢性扁桃体炎两种，主要症状为咽痛、发热及咽部不适感等。此病可引起耳、鼻以及心、肾、关节等局部或全身的并发症，故应予重视。

对于扁桃体炎的治疗，方法不一，但使用大蒜贴敷合谷穴的方法可以对治疗扁桃体炎起到一定的作用。具体做法为：将大蒜（紫皮者佳）捣烂如糊状，敷于双虎口（即合谷穴），时间保持1～3小时，以局部皮肤发痒为宜。

合谷穴

合谷穴属于手阳明大肠经的穴道，是一个很重要又好用的穴位。为什么叫合谷穴呢？就是因为此穴的位置在大拇指和示指的虎口间，拇指、示指像两座山，虎口似一山谷，合谷穴在其中故名。确定此穴时应让患者侧腕对掌，自然半握

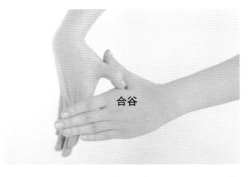

合谷

拳，合谷穴位于手背部位，第二掌骨中点，拇指侧。（或在手背，第一、二掌骨间，第二掌骨桡侧的中点），再介绍一种简易找法：将拇指和示指张成45°角时，位于骨头延长角的交点即是此穴。

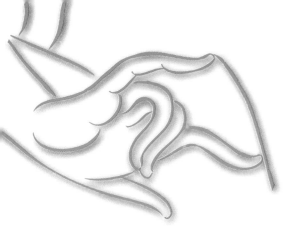

【第十二章】

乳 房

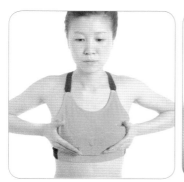
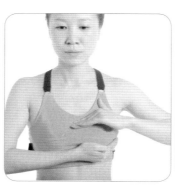
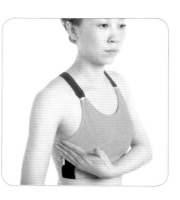

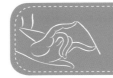

认识乳房

乳房上的经络和穴位

人体是一个结构和机能极其复杂的整体。五脏六腑安于里，五官九窍出于表，各居其位，各司其职，其间维系皆由乎经络，经络之用，沟通表里上下、通行气血，濡养脏腑、组织、传导感应和调节阴阳。各安其位，各行其能。中医经络学认为乳房为众经所属，但与足阳明胃经，少阴肾经、厥阴肝经关系最为密切。

乳房与足阳明、少阳、厥阴三经

足少阴肾、足阳明胃、足厥阴肝三经络属乳房，是乳房属胃、属肾、乳头属肝的理论依据，由于经络的通调，

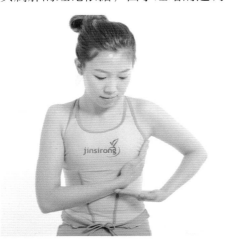

灌养作用将肾中的先天精气和集聚五脏六腑之后精气，胃受盛水谷精微化生之气血，濡养乳房，肝也通过经络对乳房施行其藏血和疏泄作用，使乳房维持正常生理功能。

冲、任两脉与乳房

冲任两脉奇经也，无本脏，故"冲任不能独行经"而是授盛于肝、胃、肾三经，肾主水，受五脏六腑之精而藏之，注于冲任，主乎天癸；阳明气血皆注于冲任；肝之藏血，疏泄主乎冲任之通调，故云冲任非但十二经之湖泽，秉受十二经之余气，上养于乳房，下盈胞宫而已，而且有调和诸经之气的功能，并灌养于乳房与胞宫。薛已《外科发挥、疽》云"夫乳汁及气血所化，在上为乳在下为经，若冲任之脉盛、脾胃之合壮，则乳汁多而浓，衰则少而淡。

经络的病理与乳房

经络以通为用，倘乳房经络闭阻而不通，则气机不畅，冲任不得灌养乳络，则乳房发育扁平、萎软、下垂及乳腺腺体组织增生等不良变化。

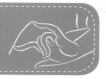

乳房保养事

日常习惯

随时保持挺胸收腹的良好姿势，走路时要使背部平直，乳房自然挺起，坐立时也应挺胸抬头。

少吃烧烤类食品和油炸食品

无论是预防还是治疗乳腺疾病，都可以选择以下食物：螃蟹，蟹肉可清热散血、补骨髓、滋肝阴、充胃液、养筋活血，蟹壳和蟹爪还可以破血消积，治疗乳痛硬块；海藻类食品，如海带、紫菜、裙带菜等，能有效调节人体内的酸碱平衡；菜花、卷心菜、大白菜等十字花科蔬菜有很好地预防肿瘤的效果；黄豆及其制品、酸奶制品等。此外，鱼蛋白、维生素A、维生素D等也有保护乳腺、预防乳腺癌的作用。

少穿束胸或紧身衣，合理穿戴文胸

型号合适的文胸对乳房健康很重要，最好能选用柔软、透气、吸水性强的棉质文胸。平时要注意文胸的清洁，睡觉时一定要摘掉文胸。

不用热水洗澡

洗澡时避免用热水刺激乳房，更不要在热水中长时间浸泡，洗澡时的水温以27℃左右为宜。规律的性生活能促进乳房的血液循环、性激素分泌的增加，有利于女性乳房的健康。

保持适量的运动、心情舒畅

运动不仅有助于乳房健美，还能降低乳腺疾病的发病率。每周做4小时运动与不做运动相比，得乳腺癌的概率会降低60%。心情舒畅可防治乳腺疾病。

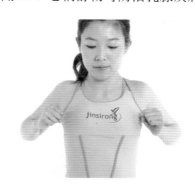

每月必做乳房自检，每年必做体检

女性每次月经后的7～10天是自我检查的最佳时期，如果发现自己的乳房有肿块、乳房局部或乳头凹陷、腋窝淋巴结肿大时，一定要及时就诊。每年体检时，应做女性专项检查，乳房B超、乳房X线检查及妇科检查等，能及时发现乳腺疾病的早期病灶。

伤乳习惯

性爱动作过猛

女人的乳房其实很娇气，一次富有激情的性爱就容易使它受伤。在性生活中，如果男性行为过激甚至粗暴，不仅会使女性感到不适，还会削弱其性兴奋程度。而较长时间的压迫，还可能影响乳房的血液循环。所以，那些陷入激情的男性，一定记得在性爱过程中保护女伴的乳房。

人工流产，滥用避孕药

有统计资料显示，乳腺疾病由人工流产诱发的占40%左右。人工流产是强行中断妊娠的生理变化过程，这时，女性体内激素水平骤然下降，乳腺刚开始发育，就被急促中断，导致乳房复原不完全，容易诱发乳腺小叶增生。而个别避孕药的激素成分也会导致这个问题。

吸烟、喝酒

再没什么比尼古丁、酒精更伤害女性身体。如果女性常在香烟、酒精中寻找快感，就应随时警惕乳腺癌的发生。吸烟史超过10年的女性患乳腺癌的概率是其他女性的3倍以上；每日饮酒1杯或1杯以上者，乳腺癌的危险性比很少饮酒者增高45%以上。

睡姿

长期偏于一侧的睡眠姿势会增加女性乳房不对称现象，此外，肢体的不对称性活动也会影响乳房的血液循环。

但孙主任指出，这种现象不必过分担忧，随着不良习惯的纠正，或经过反复有效的良性刺激，乳房会逐渐对称。

压力

工作压力大的女性容易内分泌失调，而乳房周围遍布淋巴组织，当代谢失调时，会导致毒素堆积，导致乳腺疾病。

乳房自检

一般自我检查乳房应每月1次，有月经的妇女的最佳检查时间应在每月月经来潮后9～11天检查，因为此时乳房比较松软，易于发现病变；已停经的妇女可随意选择一个月的任何一天，定期检查。一般在以下三种情形进行乳房自检较为方便可行：

洗澡时检查你的乳房，尤其在沐浴露尚未洗去前，手易在湿润的皮肤上移动。将摊平的手轻柔地移动，检查乳房的每个部分。右手检查左乳，左手检查右乳，检查乳房有无肿块、硬结或增厚。

在镜前检查，对着镜子双手下垂于身体两旁，再将两上肢缓慢上举过头，观察乳房的任何改变，包括乳房的轮廓、有无肿起部分、有无皮肤微凹或乳头的回缩。接着，双手叉腰，观察双侧乳房是否对称。

在平卧时检查，平卧时在被检查乳房侧的肩胛下填放一个枕头或软物。再将同侧的手放在头后，这样使乳房的组织更均匀地分摊在胸部。将平摊的手轻压在皮肤上，以乳头为中心逐渐移动检查。检查开始于乳房的外上方，右乳以顺时针方向，左乳以逆时针方向；然后，逐渐向中心移动，直至乳头。最后，在拇指和示指间轻挤乳头，观察有无乳头溢液。如有溢液，应观察是澄清的还是浑浊的，是淡黄、乳白还是血性。一旦发现异常，应立即就医。

健乳体操

由脂肪与乳腺形成的柔软胸部，因重量与年龄的增长而下垂是无可避免的宿命。但是，通过将胸部包围式托起按摩、紧缩胸部至脖子区域的肌肤、锻炼可支撑乳房的胸肌等健乳体操，可使美化胸部的梦得以实现。

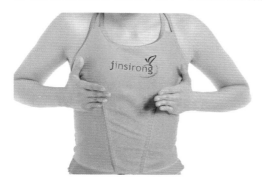

强化胸肌是提胸的捷径

侧面支撑柔软胸部的是胸肌。其肌由胸下至胁下为止，使乳房提升。此胸肌会因运动不足与增龄的影响而致使胸部下垂移位。因此必须以运动来使肌肉活力化与强化。由于动作简单，不妨利用闲暇时间每日练习。

合掌双手用力

双手合掌，并使手掌相互用力合压。合压时，胸部两侧的胸肌拉紧，呈紧绷状态，约进行5秒钟后放松。重复10次左右。

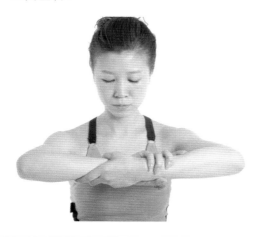

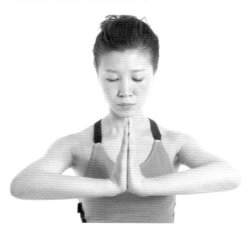

紧握手腕互相强拉，使胸肌紧张

在胸前互相紧握手腕，注意手肘开节必须朝外，且左右手肘要互相牵引，并确定胸肌施力。注意不要用力过猛，否则会导致疲劳，易有反效果。

手腕朝内，肩膀打开

背肌伸直，端正姿势。双手握拳，手肘内侧朝身体贴近。手腕最好不离开身体，肩膀打开，胸肌与背肌维持2～3秒钟的紧张状态后放松。在挺胸的状态下反复进行10次。

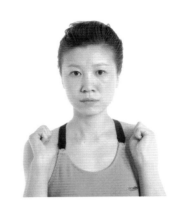

按摩

对乳房进行充分地按摩锻炼，可以使乳房组织受到刺激而逐渐发育膨胀，这个刺激对乳房发育来说是相当重要的。

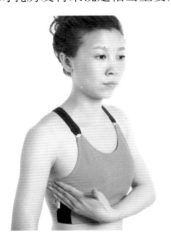

抚摸法

用左手轻轻抚摸右侧乳房，反之，用右手轻轻抚摸左侧乳房，共3分钟。

抚摸可以是旋转的、纵向的、横向的，三者可以交替进行，也可以是无特定线路的任意抚摸。这3分钟的轻轻抚摸，在整个乳房按摩中都是极其重要的。

推擦按摩法

双手放在乳房外侧，将乳房向胸谷推拢，由乳头稍下位置起至腋下间用力擦，然后再由腋下间向上用力推擦。此时手的动作是：两肘平放，肩部作大旋转状，用力向上推举。

由乳房上方开始至中间的胸谷，稍用力柔和地轻擦。按擦10次后再按擦另侧10次。

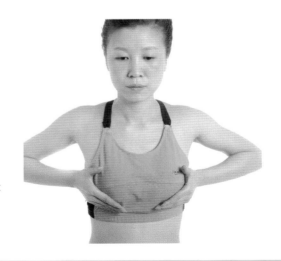

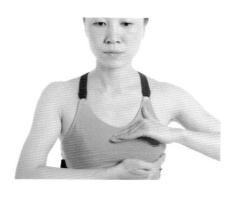

擦油按摩法

按摩前，先用含有女性荷尔蒙的精油均匀地涂抹于整个乳房，精油不可涂得太厚，薄薄一层即可。

1 用右手掌托住左乳房，手指并拢。

2 将左手轻放在左乳房上，手指亦并拢。

3 右手沿着乳房线条之势用掌心向上托。

4 左手顺时针画圆后轻轻放下。此动作施行10次以上，然后换用左手托住左乳房，再用右手放在左乳房上，以同样方法来施行10次动作。

关元按压法

以示指、中指、环指的指腹，用力均匀地按压以关元穴为中心的下腹部，不仅能使松弛的腹肌恢复弹性，光泽柔软，还具有防治女性生殖系统疾患、提高乳腺发育、女性生育能力和改善性功能等多方面的作用。按压本穴时应排空小便，每次按压时间为15分钟，以早晨起床后10分钟，晚上临睡前30分钟进行锻炼，效果最佳。

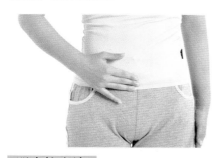

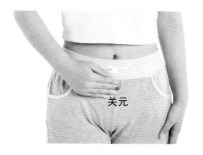

关元

叩击按摩法

坐姿、仰卧姿均可，手掌放于乳房处进行叩击。力度程序由轻变重，再由重变轻，不可过重，以免造成不必要的损害。以乳房四周底部开始，边围绕，边叩击，直到乳晕（不可叩击乳头）为1次，共进行5次。

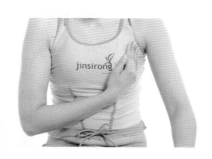

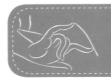

乳房病事

按摩解除乳房胀痛

乳汁是人体精血所化生，是人体精华。若产后气血不足则化生无源，若产后情志不舒则肝气阻络，这些都容易导致缺乳从而引起奶胀，甚至发生急性乳腺炎——乳房红种胀痛，严重时需要做手术引流。因此，为了预防这一情况的发生，学几招乳房按摩是很必要的。

1.用一手掌从乳房根部将乳房托起，用另一手大鱼际做向乳头方向推法数次。

2.用双手在乳头部轻轻做捻法0.5分钟。

3.双手大鱼际推摩肋肋及上胸部2～3分钟。（方向：由外向乳头方向）

4.用双手交替在腰部做顺时针按摩，以腰部皮肤有温热感为宜。

5.点按膻中、中脘、足三里、三阴交、内关各0.5分钟。

当然，掌握正确的哺乳方法，让宝宝多吸吮，也很重要。

另外，如果已经出现了乳房胀痛，最好到正规医院就医，检查后在医生的指导下进行按摩治疗，以免延误病情。

治疗乳腺增生的穴位按摩法

中医学中的乳腺增生被称为"乳癖"。是由肝郁气滞、冲任失调、痰瘀凝结而形成不同类型的乳房肿块和疼痛，且与月经周期关系密切，而这一类型又以乳痛症为突出的症状，中医辨证属于"气滞型"。

按摩穴位

1 缺盆：在锁骨上窝中央，距前正中线4寸。

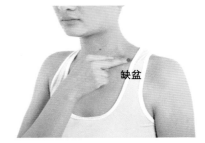

2 天突：在颈部，前正中线上，胸骨上窝中央。

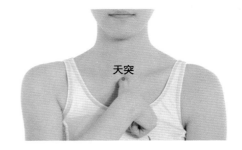

3 关元：在下腹部前正中线上，肚脐下3寸。

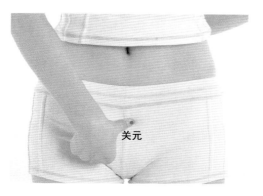

关元

4 鸠尾：在上腹部，前正中线上，胸剑结合部下1寸。

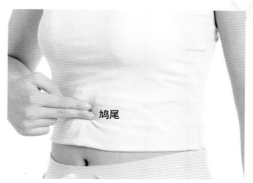

鸠尾

5 三阴交：在小腿内侧，足踝尖上3寸，胫骨内侧缘后方。

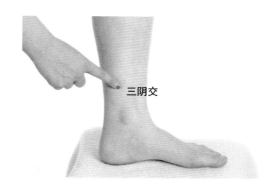

三阴交

按摩方法

1 坐下，以一手示指指腹先按压对侧缺盆穴，每按压3秒钟后放松3秒钟，进行20次，力量适中；继之沿顺时针和逆时针方向揉动各1分钟。再换另一只手按揉对侧缺盆穴，方法同前。

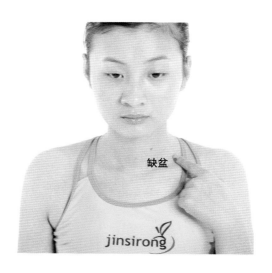

缺盆

jinsirong

2 取坐位。以一手掌从天突穴处至膻中穴轻轻拍击胸骨2分钟，速度宜缓慢。再由一侧胸大肌经胸骨至另一侧胸大肌，由腕带动手掌和四指做有节奏的拍击2分钟。

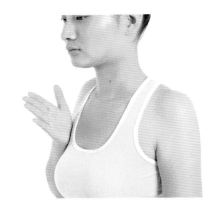

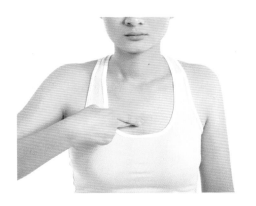

3 以一手示指指腹从天突至膻中穴，由轻至重按压胸骨2分钟。然后再沿顺时针和逆时针方向揉动2分钟，以有酸胀感为宜。

4 以一手掌从膻中至关元穴由上到下推动2分钟，再分别沿顺时针和逆时针方向由上至下揉动各2分钟，最后以拇指按揉鸠尾穴，注意用力不宜过重。

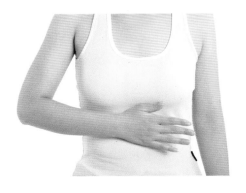

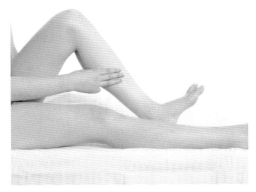

5 以一手拇指指腹按一侧三阴交穴2分钟，再分别沿顺时针和逆时针方向揉动各2分钟。

拍打穴位治疗乳腺炎

乳腺炎是指乳腺组织的急性感染。患者表现为乳房胀痛，乳内出现明显肿块，体检可见乳房肿大，皮肤潮红，而且局部皮肤温度升高，并出现寒颤、高热。主要是因为乳汁淤积、细菌感染所致多见于初产妇，产后2～4周，常在乳头皲裂后发生。症见乳房红肿、疼痛、有硬结，并伴有发烧、寒颤等，早期可用抗生素进行治疗。接下来我们介绍一种拍打穴位的治疗法。

拍打天泉穴

天泉穴位于腋前纹头下2寸处，当肱二头肌长、短头之间；有肱动、静脉肌支；布有臂内侧皮神经，肌皮神经。

患者坐位或卧位，拇指微屈，四指并拢，适度拍打患乳对侧上臂内侧的天泉穴5分钟左右，使天泉穴周围皮肤出现瘀点、瘀斑。

用蒲公英、连翘加适量水煎煮后熏洗乳房。

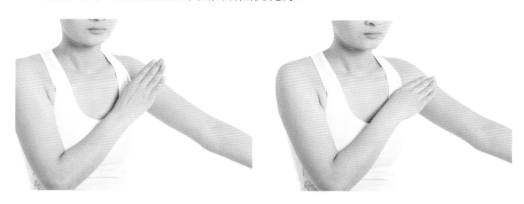

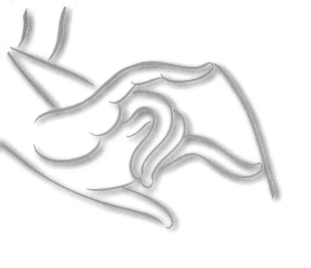

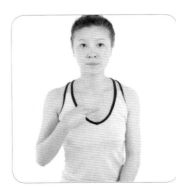

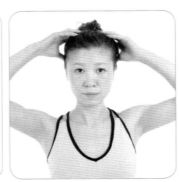

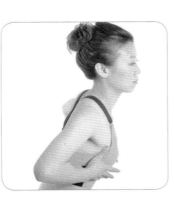

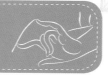

认识肺部

"肺主气，司呼吸"

肺，是人体中的一个重要器官。中医认为，肺最关键的功能是主气，司呼吸。

大多数人认为气是从口鼻的呼吸之中而来，但是中医并不这样认为，中医认为"人受气于谷"。这句话的意思是人体中的气来自于食物，从中焦脾胃中来，中焦产生的精华就为气。《黄帝内经》中说"谷入于胃，以传于肺"，人所吃的东西的精华上输于肺，由肺再将人体精微物质转输到五脏六腑、四肢百骸，这样全身上下都有力气。

《黄帝内经》还说"肺司呼吸"。呼吸是利用胸膈上下的运动来升降气机，中医非常强调如何调理全身气机的问题。药王殿里医圣孙思邈的像都是坐在老虎身上，手里擒着一条龙，叫做降龙伏虎，道理何在？人体的气机当中最难以掌控的就是主条达的肝与主肃降的肺，这一升一降之间的掌控与平衡在治疗里非常重要。如果能将肝和肺的功能调节好，使其各司其职、各尽其力，就叫降龙伏虎。对医家来说，能否通过调整肝肺二脏来达到调理全身气机顺畅运转的目的，也是衡量一名医家高明与否的指标。

肺还有一个重要的功能叫做治节出焉，我们知道，有天下大乱，也有天下大治，治和乱是反义词，治就是安定、稳定、正常的意思。节在这里就是指节气，比如说，有些老人在节气转换的时候会出现骨节疼痛，或皮肤湿疹容易长在关节处，这种疾病就与节气有关，因为人体的气与季节密切相关。"治节出焉"就是说如果肺气正常，人体内的正常治理和调节都可以靠肺的肃降功能来完成。

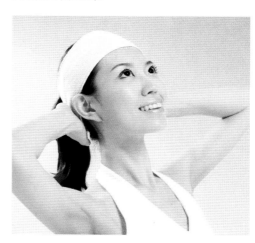

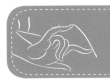

肺部保养事

日常习惯

白色食物可润肺：根据中医五行理论，对肺有利的大多是白色食物，例如大蒜、梨、白萝卜、杏仁、百合、银耳。它们性偏平、凉，能健肺爽声，还能促进肠胃蠕动，强化新陈代谢，让肌肤充满弹性与光泽。

手边一杯水

干燥的天气容易损伤肺脏，出现口干鼻燥、咽痒咳嗽等症状。最好手边永远有一杯水，在没渴的时候就开始喝。同时室内环境湿度也要保持在45%～65%之间，比较适宜。

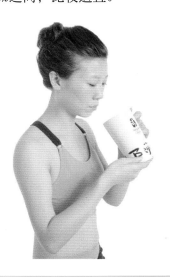

瑜伽练习深长呼吸

我们平时的呼吸很浅，只能用到肺的一部分，肺底仍留着陈旧的污浊空气。而瑜伽注重缓细而深长的呼吸，可以让整个肺脏运动起来，排尽呼吸后残存的废气。

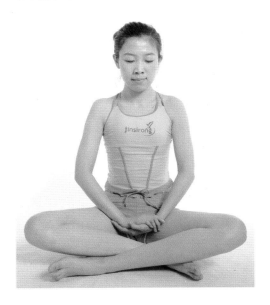

给肺"换气"

经常在繁忙的大都市呼吸着污浊的空气，别忘了偶尔给肺脏改善一下生活，到郊外去，在自然大氧吧中呼吸一些新鲜空气。

健肺呼吸操

　　肺活量越大，老年人的平均寿命越长。经常进行胸廓牵拉、挤压，促进气体交换，能有效增加老年人肺活量。

伸展胸廓

　　双臂下垂，两脚分立与肩同宽。吸气，双手经体侧缓慢向上方伸展，尽量扩展胸廓，同时抬头挺胸，呼气时还原。

转体压胸

　　双臂下垂，两脚分立与肩同宽。吸气，上身缓慢地向右后方转动，右臂随之侧平举并向右后方伸展。左手平放于左侧胸前并向右推动胸部，同时呼气。向左侧转动时，动作相同，方向相反。

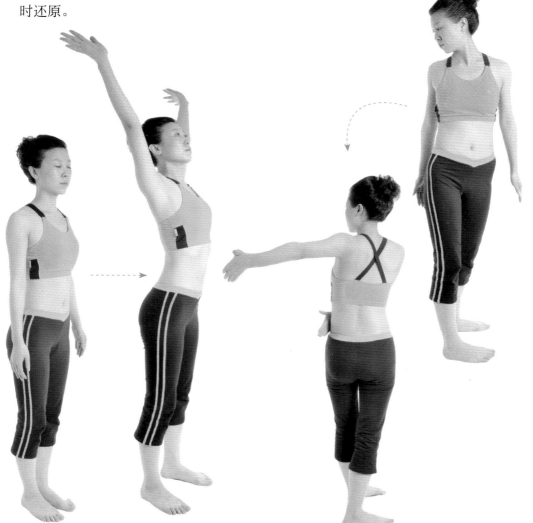

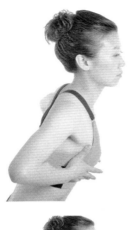

双手挤压胸

坐姿，双手放于胸部两侧。深吸气，然后缓缓呼气，同时双手挤压胸部，上身前倾。吸气时还原。

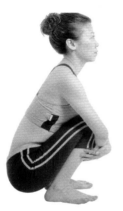

抱双膝压胸

直立，两脚并拢，深吸气。然后缓缓呼气，同时屈膝下蹲，双手抱膝，大腿尽量挤压腹部及胸廓，以协助排除肺中存留的气体。吸气时还原。

注意：

此操以腹式呼吸为主，要求吸气深长，尽量多吸；呼气缓慢，尽量呼尽。年老体弱者可单选某一节做。

静坐呼吸

加强肺部呼吸功能，可改善全身供氧，提高免疫力。"静坐呼吸法"就是一种很好的肺部保健运动。

"静坐呼吸法"是从我国古代的吐故纳新、导引和静坐等养生功中提炼而成的。它通过姿势调节、呼吸锻炼、身心松弛、注意力及想象力集中，从而收到医疗保健效果。这是因为在深呼吸过程中，锻炼了肺脏。祖国医学早就告诉我们，"诸气皆属于肺，肺是气之本源"。同时，静坐呼吸可以提高心脏功能，对胃肠道也是一种很好的按摩。

1 将双手平放在膝盖上，腰身坐直，轻闭双眼。先慢慢地从鼻腔吸气，使肺下部充满空气，同时使下腹部轻轻鼓起，并有意识地设想吸入的气流已达到并聚积在下腹部（即气感）。在吸气过程中，由于胸廓向上抬，横膈膜往下移，胸腔充气，使气感到达肺的上部，并使之扩张到最上边缘。这个过程大约需要5、6秒钟。

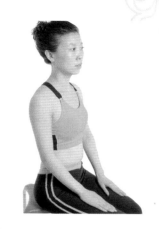

2 接着保持气感5秒钟（通过练习能达到10秒钟或10秒钟以上），使肺部有时间吸收所有氧气。

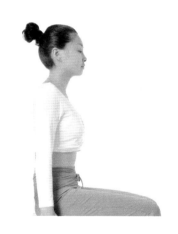

3 慢慢地吐气，肋骨和胸腔又渐渐恢复到原来的位置。在开始下一次吸气过程之前，暂时停顿2秒钟，再重新吸气。反复这样的动作10次即可。只要每日练习，逐渐养成习惯，持之以恒，便能加强肺部的呼吸功能。

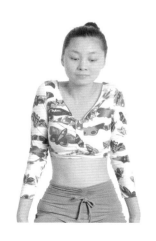

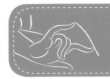

肺部病事

坚持敲揉，哮喘不再是难题

咳喘是慢性呼吸道疾病的一个常见症状，往往迁延难愈，若能坚持手掌按摩，常能起到意想不到的防治效果。

点按太渊穴和咳喘穴

1 太渊穴位于腕关节大拇指侧，桡动脉搏动处。太渊穴为肺经的原穴，可补益肺阴，使肺气上充，适宜于慢性咳喘患者。

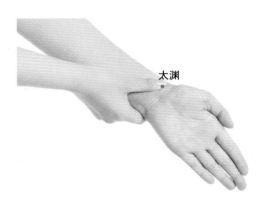

太渊

2 咳喘穴位于示指与中指的交叉处。咳喘穴为治疗咳喘的特效穴，对任何原因所致的咳喘均有效。

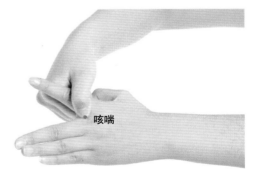

咳喘

> **注意：**
>
> 点按太渊穴和咳喘穴时要用大拇指指腹，使穴位处有酸胀感，并加以揉动，每穴按揉3分钟即可。

揉搓大鱼际

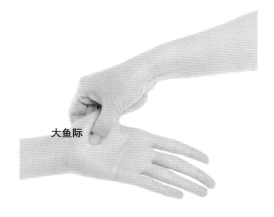

大鱼际

大鱼际位于手掌面拇指根部肌肉丰厚处。每日揉搓大鱼际，可促进血液循环及新陈代谢，增强肺主皮毛和肺的宣发肃降功能，起到宣肺止咳的功效，并能提高机体抵御外邪的能力，预防感冒。

双手大鱼际相互揉搓，或先以一手固定不动，另一手揉搓，然后调换做，约两分钟，可使整个手掌发热。

按压穴位止咳嗽

咳嗽的调理，除了适当休息，不要喝冷饮而多喝温开水，保持室内空气流通等一般性措施之外，还可以在服中药或西药期间，配合自我点穴按摩，来加快病情的痊愈进程。通过对特定穴位的点按，可以有效抑制咳嗽，改善症状。

按压天突穴

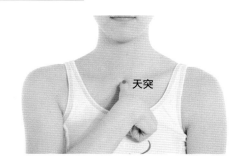

天突

天突穴位于胸骨上窝的凹陷处。用拇指按在穴位上，按压时在心里默数36下，然后按顺时针方向揉9次，逆时针方向揉9次，如此为1遍，共做3遍。此穴具有止咳平喘的作用。

按压中府穴

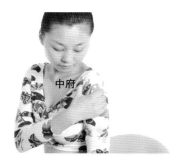

中府

中府穴位于第一肋间隙，胸部正中旁开6寸。按压时，右手拇指点按左侧中府穴，左手拇指点按右侧中府穴。每个穴位按压时间和方法同上。此穴属于肺经，是宣肺理气、化痰止咳的常用穴位。

按压鱼际穴

鱼际穴位于在手掌大拇指一侧，相当于第一掌骨中点。赤白肉际处取穴。用左手按压右手的穴位，右手按压左手的穴位，按压次数和方法同上。此穴清热化痰，有治疗咳嗽的功效。

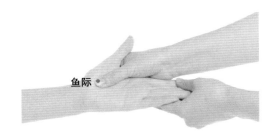

按压足三里穴

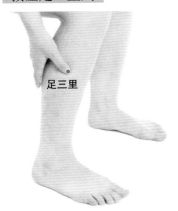

足三里穴位于在小腿外侧，髌韧带外侧向下3寸，胫骨向外1寸处。以双手的拇指分别按压两侧的穴位。按压次数和方法同上。此穴是补益元气、强壮身体的常用穴位。正所谓"正气存内，邪不可干"，只有人体元气充足，才能够抵御病邪的侵袭，减少发病。

慢性支气管炎

老慢支的症状是，咳嗽以清晨起床后1小时最明显，病情较重者，夜间卧床后咳嗽也增多。咳嗽痰量不多，一般为白色黏痰。部分病人会伴有喘息症状，这类老慢支可称为喘息型慢支，是由支气管痉挛所致。

慢性支气管炎除积极治疗外，还应注意生活调理。该病冬季易复发，因此要注意天气变化，避之有时，好发季节注意保暖。流感流行期少去公共场所，居室要通风，吸烟者要戒烟。饮食清淡，忌食辛辣、厚味、过咸食品，少饮酒，少吃糖，多吃蔬菜，可食鸡蛋、牛奶、瘦肉。

可以自我按摩头面、足底，可以进行晨起的走步、慢跑，经常做体操、呼吸操，或练气功内养，调整深呼吸等，以增强体质，提高身体抗病能力。

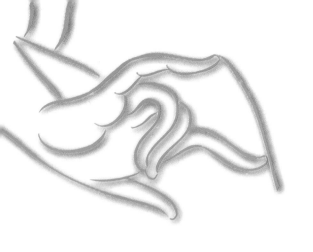

【 第十四章 】

心 脏

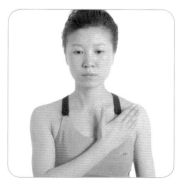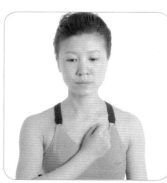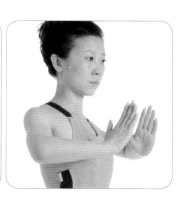

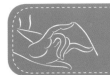

认识心脏

心脏，"主血脉，主神明"

心主血脉，其华在面。心是血液运行的动力，脉是血液运行的通路。血液所含有的能够营养机体的物质被称为营气。心脏是推动血液运行的重要器官，这与现代医学的认识是一致的。心脏功能的强弱和血液的盛衰，直接影响全身的营养状况。面部血液最旺盛，面部色泽变化，直接反映血脉的盈亏和心气的盛衰。心气旺盛则血脉充盈，脉搏和缓有力，面色红润；心气不足，血脉空虚，则脉搏细弱或节律不整，面色惨白。心衰时则发紫。由于"血汗同源""汗为心之液"，所以治疗疾病时有"夺血者无汗，夺汗者无血"的原则。汗出过多消耗津液，心之气血随之受损，出现心慌、心悸，严重时出现大汗亡阳之危候。临床上心衰和休克等危重征候常表现为心阳虚和心气虚，需要回阳救逆，大补心气。心气和心阳主要指心脏的功能，包括心搏的强弱，频率，心脏的自律系统和神经体液调节等。也包括全身的代谢状况，体温及四肢末梢温度，思维和全身调节控制能

力。心血直接通过冠脉营养心脏自身，还通过血脉循环营养全身各部组织，同时为心的神志活动提供物质基础。心血虚则心悸、失眠、多梦和面色不华。心阴指心脏的物质结构基础，与心阳对立统一。心阴虚生内热则出现烦躁不安等症状。

黄帝内经曰"心者，君主之官，神明出焉"，又曰"心者，五脏六腑之大主也，精神之所舍也"，说明心脏是人的精神思维活动的主司者，是全身脏腑器官的支配者和协调者。顾名思义，心有中心核心之义；另一方面，心在五行属火，是人体生命的动力。人之有心脏，就像天地之有太阳一样。太阳是万物生长的能量的源泉，而心脏是全身新陈代谢、生命活动的原动力。心阳为君火，与肾阳和肝之相火共同作用，使人体保持着旺盛的新陈代谢，赋予全身各细胞以旺盛的生命力，使它们一刻不停地进行着各种复杂的生命活动，不断地从外部摄取营养物质以修复组织和产生能量，不断地排出代谢废物。

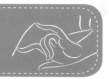

日常习惯

心血管病是威胁人类健康的最大杀手，保持良好的日常习惯可以让你远离心脏病。

冬天外出戴帽很重要

天冷时，心血管系统容易收缩、痉挛，可能因供血不足而导致栓塞。因此，外出时要重视手部、头部、面部的保暖，要戴口罩、手套和帽子，其中冬季戴帽格外重要，因为人体三分之一的热量在头部散发，护住头部也就减少了身体热量的散发。

饮食要有度

胃口大增的时候，如果暴饮暴食，会破坏人们的饮食规律，使消化道抵抗力下降。因此，要避免暴饮暴食导致心脏代谢增加而诱发心肌梗死。

注意清洁口腔

口腔内的慢性炎症会导致细菌进入血液，促使血栓形成，诱发心脏病。

补充维生素C

呼吸道感染会增加血液凝聚，从而导致心肌梗死的发生。而维生素C是活性很强的物质，摄入后有利于减少呼吸道感染的发生。冬季可多食鲜枣、柚子、柿子、柑橘等富含维生素C的水果及绿叶蔬菜。

经常运动

缺少运动会使人的肌肉萎缩、血管被"拉"长、心脏负荷加重，导致心血管衰老。因此，日常生活中要保持一定的运动量。对于心血管疾病患者来说，不主张晨练，运动前后要及时补充水分。

保持心情愉快

消极的心理情绪会对心脏造成负担，老年人要注意自我调节情绪。

伤心习惯

大吃大喝、暴饮暴食会引发心脏病

过节的时候，常常是亲朋好友欢聚一堂，大家都好久没见了，现在见了就会很高兴，中医讲喜则气缓，气缓不只是气变得缓慢了，而是心气弛缓之意，包括缓和紧张情绪和心气涣散两个方面。正常情况时，喜能缓和紧张情绪，使心情舒畅，气血和缓，表现为健康的状态。但是喜乐无极，超过正常限度，就可导致心的病变，暴喜伤心，出现乏力、懈怠、注意力不集中，乃至心悸、失神等。

便秘会引发心脏病

中医认为，肺与大肠相表里，就是肺气和大肠是相互关联的。如果病人大便干燥，大便的时候就会憋一口气往下使劲去排便。这时，病人肺心之气如果很虚，大便又急着往下行，下面使劲排泄，在大便排出的一瞬间，底下一空，上面立刻就会空掉，这样就会促使心脏病发作。心脏病的发病与我们日常生活陋习有关，了解了这些，我们就知道了该如何去规避，如何进行心脏养生。

常按手，能护心

江湖术士靠手相算前途，其实手相不一定指示命运，但肯定预示你的健康。每个手指都有穴位与器官相连。灵活十指就在眼前，随时可看，随地可按……

我们的手部和足部一样，布满了与人体器官紧密相连的经络穴位，当身体某个部位发生异常，手掌的相应部位也会发生变化。而且优势在于，手就像一面镜子可以随时看。"照镜子"——观察手的气、色、形的变化，可以及时了解器官情况，然后发现问题、解决问题，就在你灵活的十指之间。

如果出现小指痛的现象，可能心脏有问题。靠近环指一侧的小指指尖有少冲穴，另一侧有少泽穴。少冲与心脏有密切关系，心脏病发作时，用力按压小指指尖，可以缓解病情。

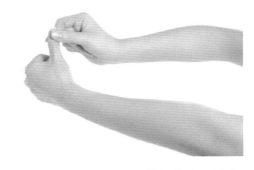

1 先按摩左手。右手的拇指和示指按压左手拇指的两侧，感觉疼时再坚持10秒钟。

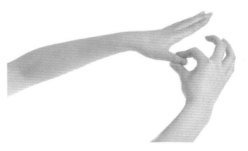

2 右手的示指和拇指分别上下夹住左手的拇指，用力按压，坚持3秒钟。换右手按摩，方法相同。

护心操

多力护心操动作并不剧烈，但是非常注重节奏，并非常注重肩、臂、腿、足的协调。在做多力护心操过程中，充分活动了四肢的肌肉，促进了心肺功能。多力护心操分为四个小节。

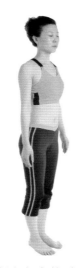

1 原地做快速奔走的动作，即快速摆臂、抬腿、疾走的动作。

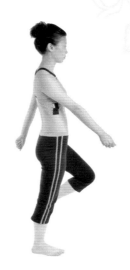

2 经过第一节的充分预热活动后，全身肌肉和关节都活动开来，所以在原地快速奔走动作的基础上，添加前后快速移动的步伐变化。即首先往前移动并做快速奔走动作，往后移动做快速奔走动作。

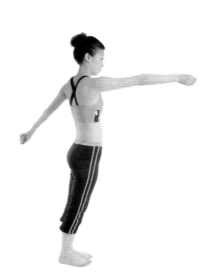

3 在第二节的基础上，增加了手、前臂、肘、肩的动作。即在前后快速移动做快速奔走动作的同时，左臂、右臂交替做伸展运动。

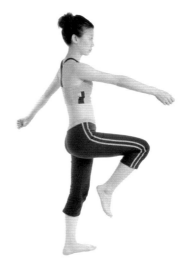

4 这一节难度要高于前三节，下肢做高抬腿动作的同时，下肢伸直往上方做伸展运动。

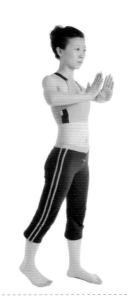

5 本节主要内容是下肢左右快速来回移动，同时上肢做扩胸运动，并且伴随每次扩胸运动双手击掌1次。

多力护心操非常符合运动学原理，通过锻炼四肢的适度有氧运动增强了心肺功能，适用于中老年人的身体生理特点。

养心方法

现代人工作和生活压力大，心理问题越来越多。以下养心操对缓解负面情绪、保持心理平衡有一定效果，大家不妨一试。

列表化解

心乱时，在一张纸上先写一行大字："我为什么心乱？"然后列出三栏，分别写"最烦心的事"、"次之的事"和"小事"，列好后，从"小事"开始逐项化解，凡大体可以化解的，都用红笔划去；剩下的，自然要认真对待，虽一时化解不了，但心绪经过一番梳理，也就坦然多了。

自寻小乐

遇到无聊提不起神来做正经事时，就先找些有趣的小事来做，例如用湿棉花球给所养的盆栽植物洗涤叶面之类。"在琐屑的小乐趣中，无聊感便渐渐消失"。

回忆美景

心里淤着浊气时，就到沙发或床上取最舒适的姿势，在轻柔的乐曲声中，闭目冥想，"让名山大川的美妙镜头将淤积的浊气涤尽"。

无害宣泄

心中窝着恶气，搞不好会爆发。可将平时准备好的废纸使劲撕扯或选择适当地点将已破损的旧瓷盘之类砸碎。

自嘲

因洋洋得意而心理状态发生偏斜时，可以作一点自嘲。有种方法叫"对镜自嘲"。人在自嘲中，失去的是虚荣，获得的却是清醒。

尽情朗诵

过分清醒得小肚鸡肠时，便用此方法加以调整。"拿起一本或唐诗或宋词，随手翻开，目过口诵，摇头晃脑，以抹去萦绕于心的那些过于细腻的算计。"

按摩

胸外心脏按压是发生心搏骤停时，借助外力挤压心脏和胸腔排送血液，以形成暂时的人工循环的方法。有效的心脏按压和口对口人工呼吸能使生命的重要器官，其中最重要的是大脑，在相当长的时间内不致发生不可逆性改变。赢得这一段时间，便有可能争取到更完善的复苏条件，显著提高病人成活的可能性。但是应注意，对于心包填塞、张力性气胸、新鲜的肋骨骨折以及心瓣膜置换的病人，不应采用胸外心脏按压。

叩击心前区促使心脏复跳

一旦发现病人心搏骤停，立即使病人仰卧于坚硬的木板或水泥地面上，绝不可在柔软有弹性的床上进行心前区叩击和胸外心脏按压。去除其过厚的衣物，救护者右手握拳，拳心向下，快速从20～30厘米的高度猛击患者心前区胸骨体下1/3处，连续叩击2～3次，若病人颈动脉出现搏动，说明心脏复苏有效。若无效，则立即进行胸外心脏按压。

胸外心脏按压

使病人仰卧于硬木板上，救助者跪在患者身旁，用一手掌根部放在患者胸骨体的中下1/3交界处，另一手重叠于前一手的手背上，两肘伸直，借操作者的体重、肘及臂力，快速、有节奏地垂直向下按压病人胸骨，施压的力量应足以使胸骨下沉3～4厘米，然后迅速解除重压，使其胸骨靠弹性自行复位，如此反复进行，每分钟80次左右。

注意事项

按压位置必须准确，手掌不能离开病人胸壁，以保证动作的连贯性和弹性；按压的力量大小应依伤员的身体、胸廓情况而定。身强力壮胸肌发达者按压力量可适当增大；对于呼吸，心跳停止的儿童用双指按压的力度即可；老年人骨质较脆，一旦用力过大容易导致骨折发生，所以按压时要倍加小心；每次向下按压时间较短，只占一个按压周期的1/3，放松时间应占2/3；有呼吸停止者应同时进行人工呼吸，否则单纯心脏按压很难奏效；按压有效时必须坚持不懈，决不可半途而废。

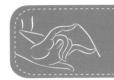

心脏病事

摩胸拍胸治疗冠心病

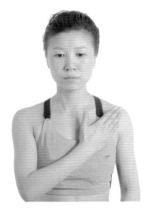

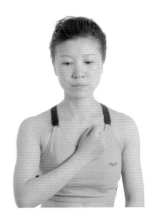

1 以右手掌紧贴左胸部，做好不隔衣，由上向下按摩5分钟。

2 再用右手掌或半握拳轻轻拍打心前区2～3分钟。

缓解心悸的四个特效穴

由于心脏病取代脑卒中的病例越来越多。因此，对心脏关心的人也越来越多。比方说，有人只要稍有心悸发生，就杞人忧天地担心是不是会因心脏病而死。

的确，心悸是心脏病的危险信号之一。常常发生心悸时，就应该接受医生的诊察，以确定心脏有无异常。不过，也常有心脏毫无异常发生心悸的情况。像自律神经失调症，或心脏神经症状就是这样。这类病人即使医生对他说病情并无大碍，但每次只要发生心悸，他们仍会笼罩在不安中。

因此，非常介意心悸的人，除了应接受医生的检查外，可在发病时刺激郄门穴、神门穴、心俞穴、巨阙穴，心悸可得以稳定。

郄门穴

郄门穴腕横纹上5寸，掌长肌腱与桡侧腕屈肌腱之间。用手指一压，连手腕部分都会感到刺痛，很容易找到。心悸时，此穴以大拇指加压刺激，可止住症状。

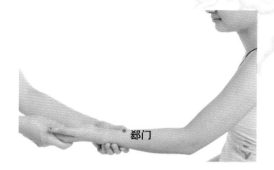

神门穴

神门穴位于腕部，腕掌侧横纹尺侧端，尺侧腕屈肌腱的桡侧凹陷处。让患者采用正坐或仰卧的姿势，按压神门1分钟。

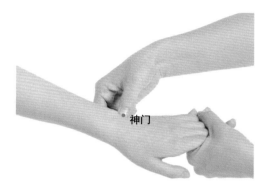

心俞穴

心俞穴该穴位于背部，当第5胸椎棘突下，旁开1.5寸。取穴时一般可以采用正坐或俯卧姿势，用手指按揉双侧心俞穴，连续揉按3～5分钟即可。

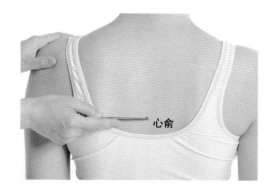

巨阙穴

巨阙穴位于人体的腹部中部，左右肋骨相交之处，再向下二指宽即为此穴。取穴道的时候通常让患者采用仰卧的姿势，以便实施者能够准确地找寻穴道和顺利地实施相应的按摩手法。

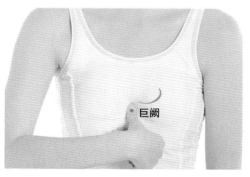

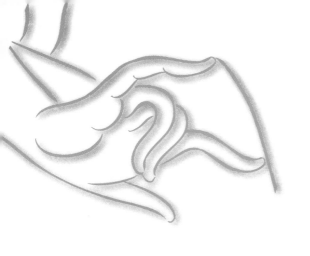

第十五章

肝脏

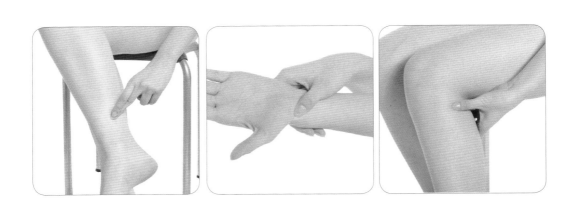

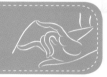

认识肝脏

肝脏，"主藏血"

肝位于腹腔，膈膜之下，右胁之内。肝为魂之处，血之藏，筋之宗，五行属木，主动主升，被称为"将军之官"。

肝的生理功能为主疏泄，又主藏血，与人的情志活动有关，并促进人体的消化和气、血、水的正常运行。故其生理特性可概括为：肝为刚脏，体阴而用阳；肝喜条达而恶抑郁。

肝藏血是指肝脏具有储藏血液和调节血量的功能。人体的血液由脾胃消化吸收来的水谷精微所化生。血液生成后，一部分运行于全身，被各脏腑组织器官所利用，另一部分则流入到肝脏而储藏之，以备应急的情况下使用。

在一般情况下，人体各脏腑组织器官的血流量是相对恒定的，但又必须随人体的机能状态及气候变化的影响，而发生适应性调节。例如，人体在睡眠、休息等安静状态下，机体各部位对血液的需求量就减少，则一部分血液回归于肝而藏之。当在劳动、学习等活动量增加的情况下，人体对血液的需求量就相对增加，肝脏就把其储藏的血液排出，从而增加其有效血循环量，以适应人体对血液的需要。

正因为肝有储藏血液和调节血量的生理功能，故又有肝为血海的说法。所以人体各部位的生理活动，皆与肝有密切关系。如果肝脏有病，藏血功能失常，不仅会出现血液方面的改变，还会影响到人体其他脏腑组织器官的生理功能。藏血功能失常，主要有两种病理变化：一是藏血不足，血液虚少，则分布到全身其他部位的血液减少，不能满足身体的生理需要，因而产生肢体麻木，月经量少，甚至闭经等；二是肝不藏血，则可导致各种出血，如吐血、咯血、衄血、崩漏等。

另外，藏象学说中还有肝藏魂之说。魂乃神之变，是神所派生的，它们都以血为主要物质基础。心主血脉而藏神，肝藏血，血舍魂。肝藏血的功能正常，则魂有所舍。若肝血不足，心血亏损，则魂不守舍，可见惊骇多梦、夜寐不安、梦游、梦呓以及出现幻觉等症。养肝应该以保持肝的疏泄功能正常和肝血充足为主要原则。

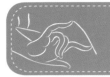

肝脏保养事

日常习惯

酒不可多贪

长期大量饮酒，酒精可损害肝细胞，会导致肝硬化。据统计，酗酒者肝硬化的发病率为一般人的7～8倍。患有或患过肝病的人，贪杯危害尤甚，可引起肝病复发或加重，甚至会诱发肝性脑病，危及生命。

饮食要卫生

病毒性肝炎也是中年人的多发病，而且比青年人更容易变为慢性。因此，应讲究饮食卫生，不吃来历不明和不洁净的食物，坚持饭前便后洗手，不到卫生条件差的饭店就餐，不可食用霉变的粮食、花生。

慎用损肝药

据统计，目前有五百余种药物会引起不同程度的肝脏损害。常见者如四环素类、红霉素、氯霉素、镇静药物、抗结核药类、解热镇痛及抗风湿药类、降糖药、利尿药类、雌激素、抗肿瘤药物等。中年人应慎用这些药物，如必须使用时，应在医师指导下进行，并注意检查肝功能。

身体常锻炼

户外体育锻炼不但可以促进气体交换、血流畅通，使肝有足够的氧和营养供应，而且可加速新陈代谢，起到保肝作用。

为什么说"怒伤肝"

肝"在志为怒"，大怒伤肝，可导致肝的疏泄失常。怒伤肝，怒气直接影响着肝。一个人发怒的时候，气往上冲。大家可能都有过一些经验，如果遇到一些非常愤怒事情，这个时候就会觉得血往上涌。所以如果有心脑血管方面疾病的人就一定要注意，千万不要发怒。因为怒的时候，一下子气血往上冲，那就会导致一些不良的后果。《黄帝内经》上讲，肝脏是藏血的，发怒的时候直接影响到肝脏，肝血、气血往上冲、往上涌，这时人非常危险，有的就会诱发脑出血。

日常生活中的肝养生保健方法

肝的主要生理功能是主疏泄，包括调畅气机和调畅情志等，情志的失常会影响肝的正常生理功能，所以，在日常生活中注意调节情志，保持心情舒畅对肝脏养生保健最为重要。

情志养生保健

中医认为肝"在志为怒"，所以七情中的"怒"与肝的关系最为密切。肝的疏泄失常可导致情志失常，而出现急躁易怒、心烦失眠、或抑郁寡欢、情绪低沉等症状。大怒伤肝，可导致肝的疏泄失常，而出现心烦易怒、面红目赤甚至吐血、不省人事等症状。调节情志，化解心中的不良情绪，使自己保持一份好心情是有益于肝养生保健的最好方法。

伤肝习惯

现在得肝病的人越来越多，主要的致病原因是什么呢?

长期的抑郁、劳累甚至身体过度透支

因为肝喜条达，主疏泄，如果长期抑郁，气机就得不到宣泄；另外，劳累会伤肝，《黄帝内经》里有"肝为罢极之本"，是说身体能量是有一个限度的，五脏六腑也有一个限度，如果能量过度透支，会导致肝病。

不良的生活习惯、饮酒过量

现在很多人疲于应酬，在饭桌上觥筹交错，喝酒无度，无形之中增加了肝疏泄毒素的工作量，使得肝出现病变，如酒精肝、肝硬化等。

长期熬夜

成年人正常的睡眠时间应为8小时，正常应该是从23点左右开始睡觉，这样在凌晨1点到3点间进入深度睡眠状态，这个时辰是养肝血的最佳时刻；如果这个时辰不睡觉，就养不足肝血。

不良的饮食习惯

比如吃不卫生的东西或者饮食不规律，饥一顿饱一顿，这就会影响肝的气机。

强肝养益操

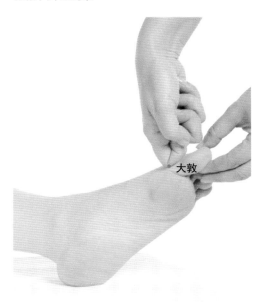

大敦

揉大敦穴

大敦穴位于足大趾甲根部外侧。盘腿端坐，赤足，用左手拇指按压右足大敦穴，左旋按压15次，右旋按压15次，然后用右手按压左足大敦穴，手法同前。

按太冲穴

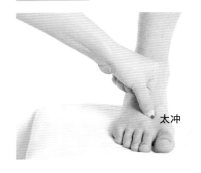

太冲

太冲穴位于足背第一、二趾骨之间。盘腿端坐，用左手拇指按太冲穴沿骨缝的间隙按压并前后滑动20次，然后用左手按压右足大敦穴，手法同前。

揉三阴交穴

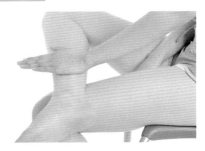

三阴交穴位于内踝尖上3寸，胫骨后缘处。盘腿端坐，用左手拇指按压三阴交穴，左旋按压15次，右旋按压15次，然后用右手按压左三阴交穴，手法同前。

推搓两胁法

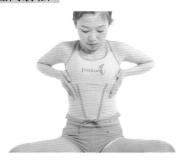

双手按腋下，顺肋骨间隙推搓至胸前双手接触时返回，来回推搓30次。本保健操有养肝护肝，增强肝的功能和降血压的作用。

情绪、饮食配合护肝

"忧伤脾，怒伤肝。"在七情之中，最不利于肝的就是怒，怒可导致肝的疏泄失常，造成肝气郁滞，时间一长易惹肝病上身。因此，化解心中的不良情绪，使自己始终拥有一份好心情，有益于肝的养生保健。

情绪护肝的核心是要学会抑怒，即使生气也不要超过3分钟，尽力做到心平气和、乐观开朗、无忧无虑，从而使肝火熄灭，肝气正常生发、顺畅，常葆健康。

中医认为，春天适量食酸味可以助肝气，但如果肝火过旺之人不宜摄入过量酸味。此外，可以多吃点甘味。甘味最宜补脾气，脾脏强健了反过来可以辅助肝气。性温味甘的食物包括：谷类如糯米、黑米、高粱、燕麦；蔬果类如白菜、卷心菜、南瓜、扁豆、红枣、核桃；肉食如牛肉、鲫鱼、鲈鱼、黄鳝。

揉腹

如果不经常运动，肌肤腠理之间尤其是肚子上会形成各种各样的条索状的或其他形状的筋结，这种筋结久而久之就会导致身体的不适。如果在揉腹中，看到哪个地方有筋结，一定要用手指把它逐渐地拨开；揉腹还能够把腹水泄掉，改善代谢能力，对恢复肝的功能也是非常有好处的。

先开带脉

带脉是人体经脉当中唯一横向的经脉，它是约束十二经脉的，就像一根皮筋一样，它紧，十二经脉就紧；它松懈，十二经脉就无拘束和懈怠，把带脉开合调好对人体很关键。所以，在揉腹前先开带脉，就是把左手放在肚脐，右手放在后腰，沿着腰带一圈来回按摩腰36下即可。双手摩热之后，还可捂住腰眼，因为肝肾同源，护肾就是护肝。

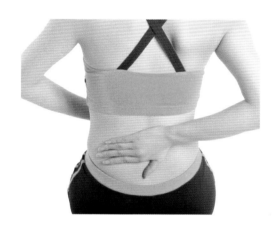

揉腹

揉腹破郁法的关键是先泻后补，通过揉腹达到通畅经脉的目的。如何揉是有讲究的，不能乱揉。中医认为，逆时针揉为泻法，顺时针揉为补法。

需要注意的是：揉的时候，先逆时针地去揉，把手掌心的劳宫穴对着自己的肚脐，女子右手在下，左手在上，男子反之，尽量大面积地揉腹，最好能揉到肝区的部分（肝在右肋骨下面），逆时针揉完了再顺时针揉。

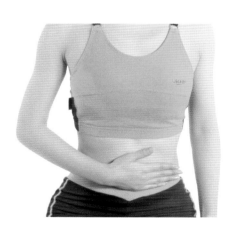

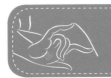

肝脏病事

肝硬化的保健按摩法

对于确诊为代偿期肝硬化的病人，要保证生活规律，起后有节，顺应大时，穿着适宜，寒温适度。可参加一般轻体力劳动，但要注意劳逸结合，避免中、重度体力劳动；对于失代偿肝硬化病人，一般病情较重须休息，有并发症者须绝对卧床及住院治疗。

在疾病恢复期，患者可根据病情，适当做保健按摩以健身。

自我疗法一

按摩部位：主要按摩两侧胸肋。

按摩方法：右手抬起，肘关节屈曲，手掌尽量上提，以手掌根部着力于腋下，自上而下推擦、用力要稳，由轻渐重，向一定透力推进，速度应缓慢和均匀。动作有一定规律，反复推擦数10

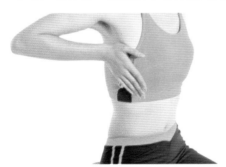

次，以温热和舒适为宜。本法有疏肝理气，散结消肿的效果。

自我疗法二

按摩部位：主要按摩胸部。

按摩方法：用双手掌自上而下按摩胸部，作用力时轻时重，一般开始时轻，中间重，结束时轻，如此反复约30次。本法有清心宁神、畅通血脉的功用，能加速酒精在肝脏内的代谢分解。

自我疗法三

按摩部位：主要按摩胸、肋部。

按摩方法：患者仰卧，双手5指略分开，形如梳状，从胸正中向两肋侧，分别顺肋骨走向梳理开，要求双手对称，着力和缓。本法主要用于胸胁郁闷，有疏通经络、宽胸顺气作用。操作中避免搓、擦等损及皮肤表面的动作。女性患者不宜用此手法。

自我疗法四

坚持散步，是自我锻炼的好方法。先在室内散步，逐步在室外散步，散步的时间以20分钟左右为宜，饭后半小时进行。有条件的话，适当安排时间，投身于自然，游历山野，对身心大有益处。

简单按摩从容应对脂肪肝

下面推荐几个与脂肪肝有关的穴位，没事多按摩，有益健康。

足三里穴

足三里穴位于外膝眼下四横指、胫骨边缘，可疏肝理气，通经止痛，强身定神。

以拇指或示指端部按压双侧足三里穴，指端附着皮肤不动，由轻渐重，连续均匀地用力按压。

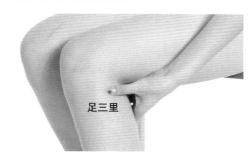

肝炎穴

肝炎穴位于内踝上2寸，可疏通经络，补虚泻实，行气止痛。

下肢膝关节屈曲外展，拇指伸直，其余四指紧握踝部助力，拇指指腹于内踝上2寸之"肝炎穴"处进行圆形揉动。

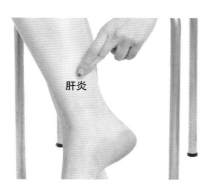

大椎穴

大椎穴位于第7颈椎棘突下凹陷中，可疏通经络、祛风散寒，扶正祛邪。

坐位，头略前倾，拇指和示指相对用力，捏起大椎穴处皮肤，做间断捏揉动作。

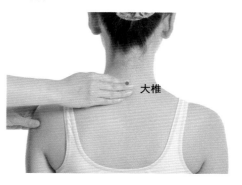

内关、外关穴

内关穴位于前臂内侧正中，腕横纹上2寸，在桡侧腕屈肌腱同掌长肌腱之间；外关穴位于前臂外侧，当阳池与肘尖的连线上，腕背横纹上2寸，尺骨与桡骨之间，能通经脉，调气血。

以一手拇指、示指相对分别按压内关、外关穴位，用力均匀，持续5分钟，使局部有酸重感，有时可向指端放射。

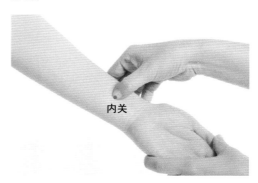

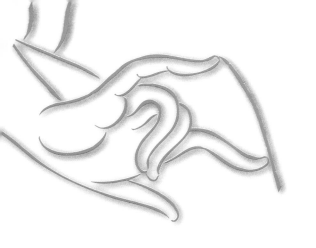

【第十六章】

脾 脏

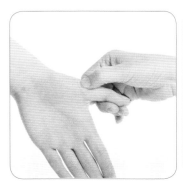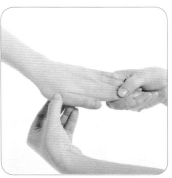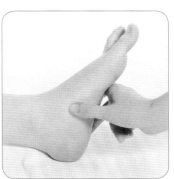

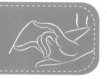

认识脾脏

"谏议之官，知周出焉"

"脾者，谏议之官，知周出焉"，这句话出自《黄帝内经·素问》的遗篇《刺法论》，而在《灵兰秘典论》中，脾胃被合称为"仓廪之官"。《刺法论》专门把脾胃分出来，说脾是"谏议之官，知周出焉"。

脾能检查出心肺的问题

脾能够知道方方面面的问题都出在哪儿，即"知周"，然后通过自己的作用来把这个问题改善掉。脾在中央，所以它的主要服务对象是心、肺。如果对照现代社会，谏议之官就相当于检察院系统，负责检察各方出现了什么问题，然后再把这些问题传达给中央。

脾主一身肌肉

脾在五脏这个大家族里面，就相当于一个丫鬟。因为"脾"的右边和"婢"的右边一样，都是"卑"，"卑"是地位低下的意思。脾相当于丫鬟，它很忙碌，哪儿出现问题，它就马上去解决，或者把这个信息传递出去。在一个大家族里，最怕丫鬟得病，丫鬟一生病，就没人做饭、没人干活，这个家族就会处于一个瘫痪的状态。所以《黄帝内经》很强调脾的重要意义。"脾主一身之肌肉"，假如脾生病了，那么人体的肌肉就会出现问题，比如会出现痿证，即肌肉无力的症状或者重症肌无力等。

脾主统血

"统"是统摄的意思。脾统摄血不外溢，比如女子来月经，是往下流，可是如果脾统摄血的功能丧失了，血就可能会上溢。如果一个女子月经不调或者不来月经，医生会问她有没有过流鼻血的现象。流鼻血在中医里叫作经血倒流，如果脾统血的功能减弱，它就不"知周"了，也不"谏议"了，它会不管四方，这样，血可能就会到处流溢，不按照正常的路线走，从而出现经血倒流的现象。而且，脾在志为思，如果一个人过度思虑，也会伤害脾。

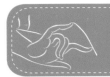

脾脏保养事

日常习惯

饮食勿于劳倦时

当人在疲劳的时候，五脏六腑之功能皆有不足，这时又很饥饿，如果立即马上吃东西，就会加重脾胃的负担，从而造成脾胃功能的下降。这个时候，往往会出现昏昏欲睡的萎靡之状。这就是脾胃阳气不足，提示身体需要修养的信号。如果食后马上休息，由于所吃进的食物还在胃中没有被消化就会更进一步地增加脾胃的负担。

切忌嗜欲而伤脾

生活优越的人，在饱食无忧之后，有相当一部分的人把剩余的精力转而追求男女性欲之事。如果过多地放纵自己的欲望，身体就会因此而生痰，这种痰达到一定的程度后，就会侵入心膈从而影响内脏的功能。足少阴肾经是从脚底涌泉穴开始的，沿着小腿的内侧上行到大腿的内侧，然后夹着任脉上行直到咽喉。肾经主精造血，如果肾经不够旺盛，就会影响脾胃的润下能力。

不要暴饮暴食

暴饮暴食是造成脾胃受损伤的另一个因素。节假日、亲朋好友的聚会、接待亲友、款待客户等一系列的膳食活动，是一种良好的社交活动，同时也是为饮食过量创造了机会。如果稍有失误，就会造成肠胃损伤。

勿喜怒无常

情绪的影响也是造成脾胃受损的重要因素。肝气反胃造成的脾胃损伤尤为多见。因此，养成一个良好的心态是保证脾胃健康的重要因素。

六种要不得的伤脾饮食习惯

第一种：餐前吃西红柿

餐前食用西红柿容易使胃酸增高，食用者会产生胃灼热心、腹痛等不适症状。而餐后食用西红柿，由于胃酸已经与食物混合，胃内酸度会降低，就能避免出现这些症状。

第二种：胡萝卜汁与酒同饮

美国食品专家发现，如果将含有丰富胡萝卜素的胡萝卜汁与酒精一同摄入体内，可在肝脏中产生毒素，引起肝病。因此，建议人们饮胡萝卜汁后不要饮酒，或是饮酒之后不要饮用胡萝卜汁。

第三种：香菇过度浸泡

香菇富含麦角甾醇，这种物质在接受阳光照射后会转变为维生素D。如果用水浸泡或过度清洗，就会损失麦角甾醇等营养成分。

第四种：炒豆芽菜欠火候

豆芽质嫩鲜美，营养丰富，但吃时一定要炒熟。由于豆芽中含有胰蛋白酶抑制剂等有害物质，食用不熟的豆芽可能会引起恶心、呕吐、腹泻、头晕等不良反应。

第五种：炒苦瓜不焯

苦瓜所含的草酸可妨碍食物中钙的吸收。因此，在炒苦瓜之前，应先把苦瓜放在沸水中焯一下，待去除草酸后再炒。

第六种：做熟的绿叶菜存放过久

剩菜（尤其是韭菜等绿叶蔬菜）存放过久会产生大量亚硝酸盐，即使表面上看起来不坏、嗅之无味，也能使人发生轻微的食物中毒，尤其是体弱和敏感者。因此，对绿叶蔬菜既不要长时间烹调，也不能做好后存放过久。

强身健脾操

揉隐白穴

盘腿端坐，赤足，用左手拇指按压右足隐白穴（足大趾甲根部内侧），左旋按压15次，右旋按压15次，然后用右手拇指按压左足隐白穴，手法同前。

揉公孙穴

盘腿端坐，用左手拇指按压右足公孙穴（足内侧，第一跖骨下缘），左旋按压15次，右旋按压15次，然后用右手拇指按压左足公孙穴，手法同前。

揉三阴交穴

盘腿端坐，用左手拇指按压三阴交穴（内踝尖上3寸，胫骨后缘处），左旋按压15次，右旋按压15次，然后用右手按压左三阴交穴，手法同前。

揉阴陵泉穴

端坐位，双手扶于双膝，用两拇指按压阴陵泉穴（胫骨内髁下缘），旋转按压30次。

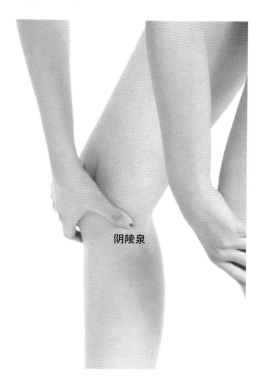

阴陵泉

按揉三脘穴

平卧位，将左手掌心放于中脘穴（腹部中线，剑突与脐中间，中脘穴上1寸为上脘穴，下1寸为下脘穴），覆盖上、中、下三脘穴，右手压于左手背。向左旋转按揉20次，向右旋转按揉20次。

按揉天枢穴

平卧位，双手放于腹部两侧，中指按压天枢穴（脐旁开2寸处），上、下各按揉30次。

推腹

平卧位，将左手掌心按于剑突下，右手压于左手背。自上而下推压至小腹耻骨联合处，推50次。

揉足三里穴

端坐位，双手拇指按压足三里穴（外膝眼下3寸，胫骨外侧），旋转按压30次。

推胃经

双手拇指按于足三里穴处，沿胫骨外侧自上而下推至踝关节处，推30次。

全身运动

做完以上保健操后，可做下蹲运动10次和扩胸运动10次，以促进全身气血的流通，更有助于脾胃保健操的效果。本保健操有促进脾胃运化，增加食欲和增强体质的作用。

健脾舒身操

1. 最好每日早晨5点起床静坐一会儿，时间可长可短。

2. 做武当太乙五行功中的托天翘剪、霸王举鼎两式，每式各做6次。

3. 揉中宫，具体做法：用手的示指、中指、环指三指并拢，从脐开始，沿着任脉向上揉按，每次揉到腹部舒适为止。

4. 蛇形蠕动，具体做法：练习者坐在椅子上，以腰为轴，进行旋转，向左或向右。在做时，要保持头不要动，屁股不要动，只动腰腹。

5. 做"四大养生法"中的"调胃经法"。具体做法：练习者端身正座，双手握拳，用手小指的一侧，进行敲击足阳明胃经，从大腿根开始，沿大腿前面的正中间进行敲击，从大腿根到膝关节敲击81拳，膝关节到脚踝关节敲击81拳。每次3～5次，肉下有麻热感即可。

> 以上方法也可以拆开练，平时在单位也可以单独练习某一个方法。总之，保养脾胃需要一个长期的过程，只要坚持做一定会取得良好的效果。

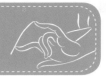

脾脏病事

按摩心包经提升脾脏能力

　　从中医五行理论来看，心属火，脾主土，火能生土，心脏的能力提升，必定能够提升脾脏的能力。因此，只有心包经的通畅，才能使心脏发挥正常功能，从而间接提升脾脏的能力。脾脏是人体免疫系统最重要的器官，因此，按摩心包经可以提升人体的免疫能力。多数疾病通过按摩这条经络都能收到一定效果。

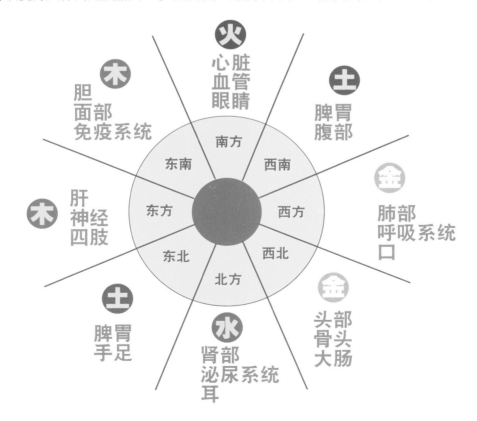

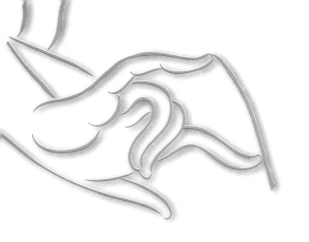

【 第十七章 】

肾 脏

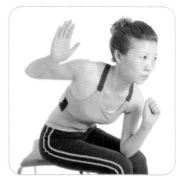
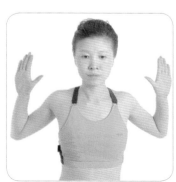
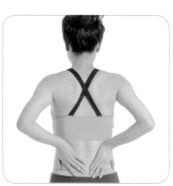

认识肾脏

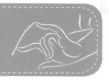

肾脏，身体封藏之本

肾有一个很重要的作用，它是身体的封藏之本。肾是主藏的，是精所凝聚的地方。

肾气为封藏之本也就是对全身的生命活动而言的，并非仅指肾脏本身的藏精功能。这里就蕴含着两层含义，即肾除能纳藏其他四脏有余的精气外，还对他脏所藏的功能有统摄和司控作用，使五脏保持各自的藏精功能，不致太过与不及。也就是说，肾不仅能藏精，更重要的是对生命的封藏，即肾的封藏特性表现在全身所有脏腑功能中。人生长在自然界中，人与自然万物是相通应的，肾的这种对生命的封藏正与冬之万物藏伏之性相适应，是自然规律在人体的具体体现。这也正是肾为封藏之本的真正内涵。

人的衰老过程是五脏逐渐衰弱的过程。《素问·上古天真论》以女子七、男子八为基数递进的生长、发育、衰老曲线充分反映出衰老与肾虚的密切关系。大量的中医衰老研究表明，肾虚与衰老之间、补肾与抗衰老之间具有显著的相关性。正如虞抟在《医学正传》中所说："肾元盛则寿诞，肾元衰则寿夭。"随着人体年龄的增长，肾气渐衰，肾的封藏功能不足，同时对五脏六腑的精气充养不足和五脏各自藏精功能的调控不足，致使五脏逐渐虚衰，人体各脏器全面、逐渐地虚衰最终导致了肌体的衰老。肾气日损而致衰老虽然是老年人体质变化的共性，但若能注意保养肾气，减少对肾的人为损害，则可延缓衰老。总之，无论是养生防病或是延缓衰老，均以保精护肾为要务，"肾为封藏之本"，是强健体质之关键。

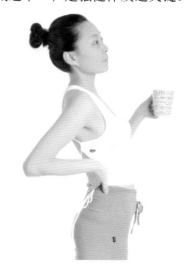

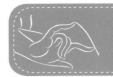

肾脏保养事

日常习惯

性生活适度

适当且健康的性生活，可以协调体内的各种生理功能，促进激素的分泌，保证心理和生理方面的需求，对身体健康是有益的。但体质偏弱者，在日常生活中应对性生活有所节制，特别是在冬季，更需要注意养肾固精的问题，以保证人体的健康。

多喝水

我们体内新陈代谢的废物主要是由肝脏和肾脏处理，仅占人体体重1%的肾脏每分钟会有1～2公升的血液经过。因此，肾脏接受的废物远远多于其他脏腑器官。肾脏最重要的是负责调解人体内水分和电解质的平衡，代谢生理活动所产生的废物，并排于尿中，但在其发挥这些功能的时候，需要足够的水分来进行辅助。养成多喝水的习惯可以冲淡尿液，从而保护肾脏。

适当吃水果

蔬菜水果这些平常被认为有助降血压的食物中含高钾成分，长期食用反而会造成对肾功能的破坏。其实对肾功能不佳的人来说，钾也是会加重肾脏做工的成分，对肾的伤害很大。

合理运动

适当运动可有益于身体健康，延缓衰老，但强度不宜太大，应选能力所及的运动项目，以促进血液循环，可改善血淤、气损等情况。散步、慢跑、快步走，或在鹅卵石上赤足适当行走，都会促进血液循环，对肾虚有辅助治疗作用。

伤肾习惯

滥服伤肾中草药

近年来，在临床上不断发现服用某些中草药（包括中成药）可引起肾功能损害。会"伤肾"的中草药有：雷公藤、关木通、牵牛子、苍耳子、罂粟壳、生草乌、使君子、青木香、广防己等。其中，雷公藤导致的肾损害最大，其次，是关木通，关木通伤肾的原因是含有肾毒性物质——马兜铃酸。

经常憋尿

有些人因工作忙而长时间憋尿。尿液在膀胱里太久很容易繁殖细菌，细菌会经输尿管逆行到肾，导致尿路感染和肾盂肾炎。这类感染一旦反复发作，能引发慢性感染，不易治愈。患者不仅会出现腰酸背痛、尿频尿急等症状，还可能发展成为急性尿毒症。

长时间不喝水

如果长时间不喝水，尿量就会减少，尿液中携带的废物和毒素的浓度就会增加。临床常见的肾结石、肾积水等都与长时间不喝水密切相关。充分喝水可稀释尿液，保护肾脏，有利于充分排出废物和毒素。

暴饮暴食

现代人社交活动多，同时带来聚餐机会增多，常会吃过量的"美味食物"，摄入的食物最终都会产生废物——尿酸及尿素氮等。这些废物大多经过肾脏排出，饮食无度无疑会增加肾脏的负担。

吃过于松软的面包等食品

在面包和糕点中有一种食品添加剂叫"溴酸钾"，它能赋予烤制食品所必需的面筋强度及弹性，吃起来口感松软，但过量食用会损害人的中枢神经、血液及肾脏。

饮食习惯偏咸

饮食习惯偏咸，尤其是某些零食盐分含量过高，例如吃炸薯片、方便面等会让人不知不觉吸收过量的盐分，导致血压升高，使肾脏血液不能维持正常流量，从而诱发肾病。

酒后喝浓茶

有的人认为酒后喝浓茶能解酒，其实这非但无效，还会伤肾。茶叶中的茶碱可以较快地影响肾脏而发挥利尿作用，此时酒精尚未来得及再分解便从肾脏排出，使肾脏受到大量乙醇的刺激，从而损伤肾功能。

过度性生活

每周性生活超过3次以上的人群比较容易发生肾脏感染。一般说来，每周达4~5次，或每次性生活时间过长，都被列为过度行为。过度性生活容易造成细菌侵入尿道甚至上行到膀胱，导致大部分女性尿路感染。过度的性生活容易伤肾而耗竭其精。

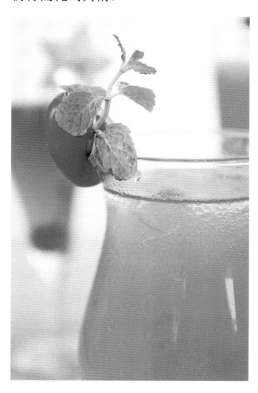

强肾健身操

第一节

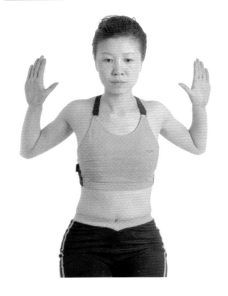

端坐，两腿自然分开，与肩同宽，双手屈肘侧举，手指伸向上，与两耳平。然后，双手上举，以两肋部感觉有所牵动为度，随后复原。连续做3～5次为1遍，每日可酌情做3～5遍。做动作前，全身宜放松。双手上举时吸气，复原时呼气，且动作用力不宜过大、过猛。这组动作可活动筋骨、畅达经脉，同时使气归于丹田，对年老、体弱、气短者有缓解作用。

第二节

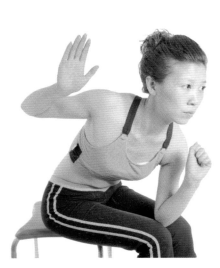 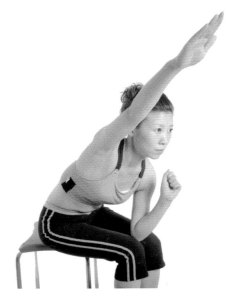

端坐，左臂屈肘放两腿膝盖中间，右臂屈肘，手掌向上，做抛物动作3～5遍。做抛物动作时，手向上空抛，动作可略快，手上抛时吸气，复原时呼气。此动作与第一节动作的作用相同。

第三节

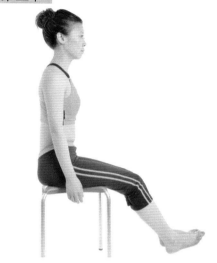

端坐，两腿自然下垂，先缓缓左右转动身体3～5次，然后，两脚向前摆动十余次，可根据个人体力，酌情增减。做动作时全身放松，动作要自然、缓和，转动身体时，躯干要保持正直，不宜俯仰。此动作可活动腰膝，益肾强腰，常练此动作，可使腰、膝得以锻炼，对肾有益。

第四节

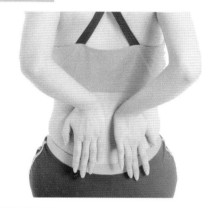

端坐，松开腰带，宽衣，将双手搓热，置于腰间，上下搓摩，直至腰部感觉发热为止。此法可温肾健腰。腰部有督脉之命门穴，以及足太阳膀胱经的肾俞、气海俞、大肠俞等穴，搓摩后感觉全身发热，具有温肾强腰、舒筋活血等作用。

第五节

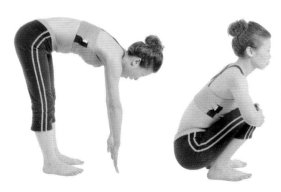

双脚并拢，双手交叉上举过头，然后，弯腰，双手触地，继而下蹲，双手抱膝，默念"吹"字，但不发出声音。此动作可连续做十余遍。

醒肾操

肾者，身水法门，司身水开阖。开，则水液得以排出；阖，则机体需要的水液得以在体内潴留。其用必动而精神活泼。拍之即出，收之有神。

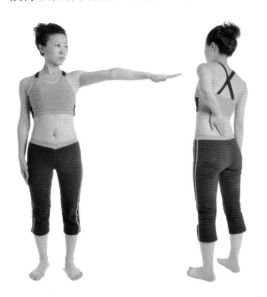

1 左脚横跨一步，与肩同宽。左臂伸直缓缓抬起，手心向下，与肩同高。左臂以肩头为中心向上、向外侧旋转半圈，绕到腰后。上身微右倾，左臂弯曲，手心轻拍左腰3下。复位。

2 右脚横跨一步，与肩同宽。右臂伸直缓缓抬起，手心向下，与肩同高。右臂以肩头为中心向上、向外侧旋转半圈，绕到腰后。上身微左倾，右臂弯曲，手心轻拍右腰3下。复位。

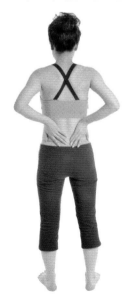

3 左右脚各向小横跨半步，左右臂伸直缓缓抬起，手心向下，与肩同高。左右臂以肩头为中心向上、向外侧旋转半圈，绕到腰后。上身微前倾，左右臂弯曲，手心同时轻拍左右腰3下。复位。重复做9次。

注意:

取站式，正立，凝神定志，全身放松，舌顶上腭，意守丹田。

按摩

揉涌泉穴

涌泉穴位于足底前1/3凹陷处。

盘腿端坐，赤足，用左手拇指按压右足涌泉穴，左旋按压30次，右旋按压30次，然后用右手拇指按压左足涌泉穴，手法同前。

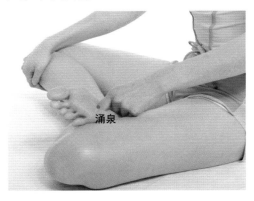

涌泉

按揉关元穴

关元穴位于脐下3寸处。

平卧位，左手掌心放于关元穴，向左旋转按揉30次，向右旋转按揉30次。本保健操有补益肾气、强腰固精、增强体质的作用。

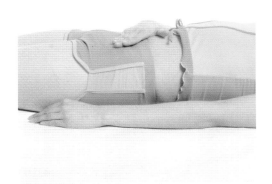

按揉腰眼

腰眼位于第四腰椎棘突下，旁开3寸凹陷处。

立位，两足与肩平，双手按腹部两侧，拇指向前，四指向后，用中指按至腰眼，旋转按压30次。

推揉命门穴

命门穴位于第二、三腰椎棘突间。

立位，将双手掌心放于命门穴，上下推揉30次，以局部出现温热感为佳。

揉太溪穴

太溪穴位于内踝尖与跟腱的中点。

盘腿端坐，用左手拇指按压右踝太溪穴，左旋按压15次，右旋按压15次，然后再用右手拇指按压左踝太溪穴，手法同前。

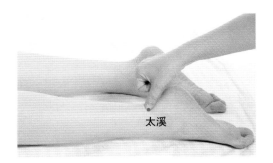

太溪

揉三阴交穴

三阴交穴位于小腿内侧，足内踝上缘三指宽，在踝尖正上方胫骨边缘凹陷中。

盘腿端坐，用左手拇指按压右三阴交穴，左旋按压20次，右旋按压20次，然后用右手按压左三阴交穴，手法同前。

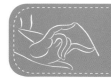

肾脏病事

按摩攒竹、承浆、肾俞穴击退水肿

繁重的工作压力、被打乱得支离破碎的生活习惯、久坐、肥胖或因病和疲劳造成的新陈代谢功能衰退，都会让水肿不期而至，那么可试试自我"对穴下按"，击退水肿。

承浆穴

承浆穴位于面部，颏唇沟的正中凹陷处。承浆穴为足阳明任脉之会，长期按压此穴能控制荷尔蒙的分泌，消除胸部以上身体部位的积水，保持肌肤应有的张力。

按压方法：用拇指轻压此穴，每秒钟1次，连按20次。

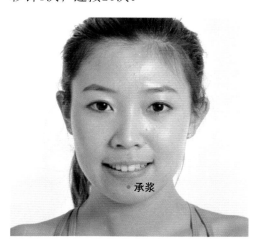

承浆

攒竹穴

攒竹穴位于面部眉头两侧，眉毛内侧边缘凹陷处的穴位，按压此穴位可以缓解头痛，消除脸部水肿。

按压方法：遵循眼保健操的要求，双手拇指抵住太阳穴，用示指按住两侧的攒竹穴轻轻旋转，每八拍为一组，重复八轮即可。

肾俞穴

肾俞穴位于腰部第二腰椎棘突下，左右两指宽处。按摩此穴有助于维护肾脏的健康，帮助调节新陈代谢，使体内多余水分迅速排走。

按压方法：以指关节轻压穴道，每秒钟1次，每按压3～5次休息10秒钟，再重复这一步骤3次。

按摩腰眼，缓解尿频

中医将尿频列为"肾虚"的症状之一。的确，当人的体质下降时最容易出现尿频现象，也容易伴随出现性功能下降。肾气不固，膀胱约束无能，其化不宣所致。此外过于疲劳，脾肺二脏俱虚，上虚不能制下，土虚不能制水，膀胱气花无力，而发生小便频数。因此，尿频多为虚症，需要调养，应多吃富含植物有机活性碱的食品，少吃肉类，多吃蔬菜。

搓腰眼可以治疗尿频。老年人易尿频，夜间小便次数增多也严重影响到睡眠质量。用手掌搓腰之后，势必发热，这样不仅温暖了腰眼，而且可以增强肾脏机能，疏通带脉，持之以恒，还可防治腰肾病。现将搓腰眼的方法介绍如下：

腰眼穴位于带脉（环绕腰部的经脉）之中，具体位置在腰部第三椎棘突左右3～4寸的凹陷处，也是肾脏所在的位置。

晚上临睡前，坐在床上，双脚下垂，宽衣解带，舌抵上腭，调匀呼吸，收腹提肛，双手对搓发热后，紧按腰眼，用力上下搓120次，次数越多越好。

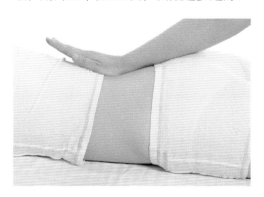

尿石症的穴位按摩

手部按摩治疗尿石症具有一定的排石作用，但排石效果除与手部按摩的

手法、取穴、治疗时间和疗程长短有关外，还取决于结石的位置、大小和形态。一般结石位于输尿管中下段较输尿管上段及肾盂内容易排出；结石小于1厘米者较易排出，1厘米以上者则难排出；光滑的结石较易排出，而棱形者排出困难，结石久而粘连者不易排出。手部按摩可使输尿管蠕动加强，排空加快，从而有利于结石的排出。

具体方法是：推按肾、输尿管、膀胱、尿道、肺各300次；点按肾点、三焦点、脊柱点、腰脊点各100～300次；掐按肾穴、下腹穴、生殖穴各300次；其余各穴50～100次。每日早晚各按摩1次，10天为1个疗程。除规定时间治疗外，最好能趁疼痛发作时治疗，尤其绞痛时因势利导，排石的机会最多；而治疗后不时疼痛，常为排石先兆。对于输尿管上段以上的结石或结石直径在1厘米以上者，手部按摩疗效较差，应考虑其他方法治疗。即使适合手部按摩者，如绞痛不止或血尿不止，也应及时去医院治疗，切勿延误。

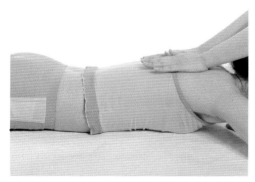

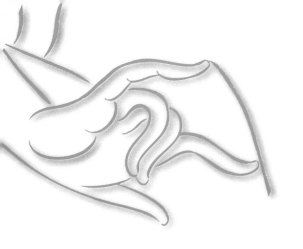

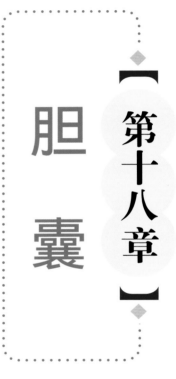

第十八章

胆囊

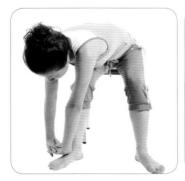

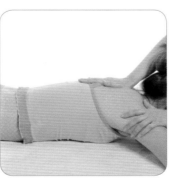

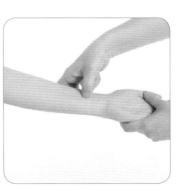

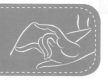

认识胆囊

胆主生发之机

　　胆主生发，夜里11点到凌晨1点为子时，是胆经生发的时候。胆是少阳之火，是一个很小的火。我们知道，十二生肖以鼠为首，而且是"子鼠"，那么，老鼠的象与子时的象有什么共同性？我一一为大家说明。阳气在胆经当令的时候，虽然很小，但是它可以起到一个很了不起的作用，因为它的生发力是最旺盛的，像老鼠的繁殖力是最强的一样，虽然很小，但是它可以不断地扩大自己的地盘。胆也有这个功能，它虽然阳气很少，但是它可以交通"阴阳"。

　　精气愈加充足，生发之机就会愈加强大。假如心这个"发动机"要想运转起来，一定要看肾精足不足。如果肾精不足，心脏就会持续出现期前收缩或者间歇，这些现象也用汽车来打比方：如果油箱没有油了，前边的发动机，要么就是加把劲儿，"突突"乱跳——"期前收缩"；要么就是"刚当刚当"跳几下然后"啪嗒"停了——"间歇"。而且，如果肾精不足，敛藏凝聚

的功能就会减弱，生发之气就像断了线的风筝一样，人也就容易轻浮而不稳重，不能对事物进行认真地分析并做出正确的决断。比如当回答不出问题时，人就会心慌意乱，不能被敛藏的虚火就会上逆于头部，头皮就会发痒，人就会不自觉地去挠头搔痒，痒的部位就是胆经在头部所循行的路线。所以，大家通过观察日常生活中的方方面面，对应到人体，也会有助于自己对五脏六腑的解读。

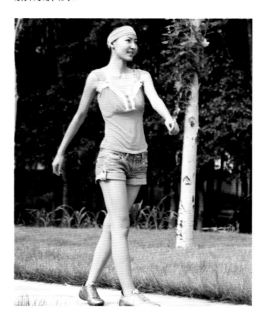

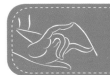

胆囊保养事

日常习惯

改变饮食习惯

防治胆囊炎应低脂饮食，少吃烧烤类肉食，多吃含膳食纤维的食物，还应摄入足够量的维生素C、维生素B₆、维生素E等。

确保低脂肪低胆固醇饮食，一方面可防因胆汁的大量分泌和胆囊的急剧收缩而引起慢性胆囊炎急性发作，同时亦可预防胆固醇过高，并在慢性胆囊炎的基础上导致胆固醇性结石的形成。适量蛋白质和足量维生素，是为了增强体质，促进修复，并可预防胆色素结石的形成。蛋白质以每日摄取50～70克较为合理。

胆囊炎忌吃肥肉

胆囊炎患者的胆管内壁经常充血、水肿，加上胆囊炎患者多伴有胆石症，胆道常被堵塞，胆汁排不出去。而脂肪类食物可以促进缩囊素的产生，增加胆囊收缩的次数，造成胆囊内压力升高，致使病人疼痛加剧。所以，凡有胆囊炎的病人不宜吃肥肉，还应积极减肥。

橙子可防胆囊炎

如果多吃水果，特别是橙子，对于减少胆结石会起到明显的作用。橙子中的维生素C可以抑制胆固醇转化为胆汁酸，使得分解脂肪的胆汁减少与胆固醇的中和，两者聚集形成胆结石的机会也就相应减少。

人到中年防"发胖"

应适当减少碳水化合物的摄入量，以清淡、低脂饮食为宜。经常坚持体育锻炼，积极防治糖尿病、肾炎及甲状腺功能低下等疾病，不要长期服用氯贝丁酯（安妥明）等降脂药物，以免因胆汁中胆固醇过度饱和并析出形成结石。

彻底治疗急性胆囊炎

要保持稳定的情绪，避免转变为慢性，及时控制胆道感染，适时手术治疗慢性胆囊炎，特别是当其合并结石时。

伤胆习惯

人的生机被压制

如果一个人的生活状况不好，总是感觉郁闷或者压力太大，就会使得他的气机提不上来，这样他会感觉更压抑、更焦虑。人的生机被压制，少阳之气不能起来，就会影响到胆的生发，这是非常重要的一点。我们去观察得胆结石的人，可能他表面上会很快乐，但是他骨子里肯定有许多让他自己非常苦恼的东西，而且那些东西他总是解不开，在心里形成了很大的心结。

长期晚睡

熬夜会过分地耗散少阳之火，逐渐使胆经出问题，导致胆囊有毛病。所以建议大家：即便工作很忙，不可能保证每日晚上都十一点之前睡觉，但最起码一个星期有两天，能够保证在十一点之前入睡，这样对自己的身体会很有好处。否则，人长期熬夜，会对身体造成极大的伤害。

饮食不节

因为饮食和胆汁的分泌是有密切关系的，所以如果一个人长期暴饮暴食，会增加胆或者胆经的负担，导致胆囊产生一些病变。

调肝、胆经体操

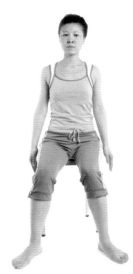
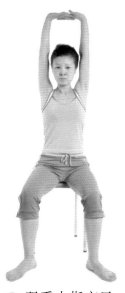
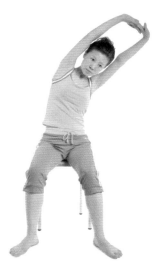

1 采用坐姿，将双腿向旁，成大大的V字形打开，注意膝盖的位置要摆正，而不要前倾。

2 双手十指交叉，翻过手掌，向上推高。

3 将背部挺直，身体向左侧弯曲，收回。

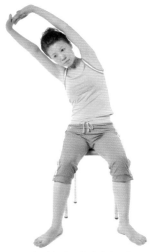

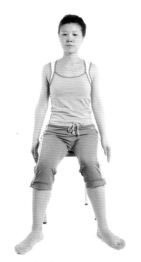

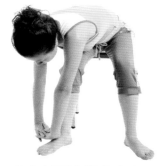

4 身体向右侧弯曲，收回。

5 步骤1、2、3、4后收回。

6 将腹部面向腿的方向，向左前倾，注意控制臀部稳定，然后向右前倾后收回。重复3次后收回。将双手放松，双腿收回，调整呼吸。

按摩

穴位按摩

防治胆囊炎的常用穴为曲池、内关、期门、阳陵泉和胆囊穴等，手法为将双手拇指和示指放在穴位处，顺向、逆向按揉各30分钟。

止痛按摩

对胆绞痛或部分胆囊炎性疼痛有解除痉挛、缓解疼痛的作用。常用穴为阳陵泉、丘墟、太冲、期门、日月、曲泉和胆囊穴等，手法为以拇指指腹点按穴位，力量稍重，局部有明显酸胀感为度，每穴按摩约1分钟。

耳穴按摩

疼痛时在耳部寻找痛点，用拇指和示指压迫或揉按5～10分钟止痛；缓解期亦可按压，每日3次，每次1～2分钟，可以预防症状发作。

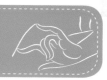

胆囊病事

胆囊炎推拿心俞、肾俞、膈俞穴

推拿时，均以心俞、肾俞、膈俞穴为主。心俞穴位于人体的背部，当第五胸椎棘突下，左右旁开两指宽处（或左右约1.5寸）。督俞穴位于人体的背部，当第六胸椎棘突下，旁开1.5寸。膈俞穴位于人体的背部，第七胸椎棘突下，至阳（督脉）旁开1.5寸处。

患者取俯卧位，术者用拇指的指腹或大、小鱼际，或用掌根部在穴位上进行按揉，每次10～20分钟，每日2次，5日为1疗程。部分患者可在背部压痛区结合拔火罐。

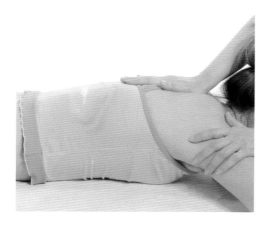

胆结石按摩曲池、内关穴

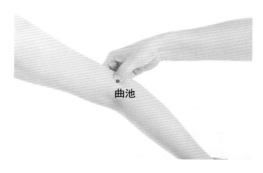

1 曲池穴位于曲肘时肘关节外侧凹陷处。

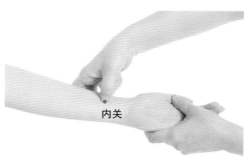

2 内关穴位于腕横纹肌向上三指前臂中央。

以上两穴用拇指顺时针方向按揉30～40圈，约1分钟，每日1～2次。

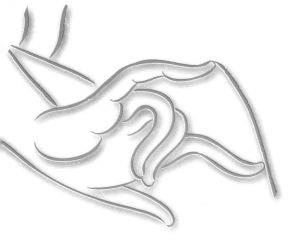

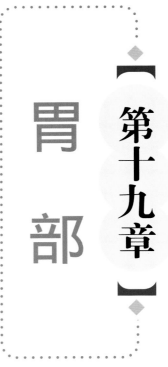

第十九章

胃　部

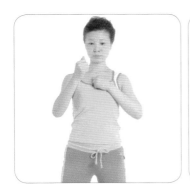

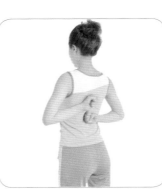

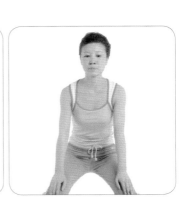

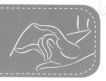

认识胃部

"六腑之海，后天之本"

人体的生长发育、维持身体正常运行所需要的一切营养物质都靠脾胃供给。胃为后天之本，也是气血生化之源，是制造精血的源头。我们身上的精血全是通过胃消化饮食而来的。

同时，胃是六腑之海，胃在六腑之中就像大海一样，六腑的运化全在于胃能否消化吸收。胃的好坏以及运化正常与否都对人体有着巨大的影响。那么，胃的好坏与哪几个因素密切相关呢？实际上与吃、睡、情绪的关系都很密切。

胃"以降为顺"，就是胃在人体中具有肃降的功能。胃气是应该往下行、往下降的，如果胃气不往下降，就会影响睡眠，导致失眠，这叫做"胃不和则卧不安"。

当真阳元气充足时，则胃气可降；而当元气虚弱时，则会出现腹胀、反酸、呃逆等"不降反逆"的症状。

另外，临床上一般是用胃气的虚弱与否来诊断病情的轻重情况。如果胃气虚弱，就有可能引发多种疾病。

《黄帝内经》一再强调，任何时候胃脉都不可以绝，胃脉一绝，人体则大限将至。这个道理很简单，胃脉一绝，连吃饭、吃药的能力都没有了，人就无可救药了。

所以一定要注意，不要把脾胃伤了。好好吃饭是关键，只要还能吃，康复就有望。

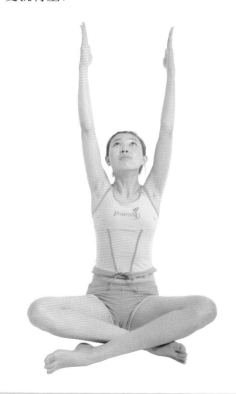

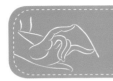

胃部保养事

日常习惯

进食温度适宜

饮食的温度以"不烫不凉"为度，即一般保持在40℃～50℃为宜，过冷饮食，使胃黏膜血管收缩，胃黏膜血流量减少，影响胃的功能，同时过冷饮食还能刺激胃蠕动增强，甚至产生胃痉挛。过热饮食，能烫伤胃黏膜，使胃黏膜保护作用降低，还能使胃黏膜血管扩张，可导致胃黏膜出血。

细嚼慢咽

少食粗糙、过硬食物，对食物充分咀嚼，使食物尽可能碎烂，可减轻胃的工作负担，咀嚼次数愈多，随之分泌的唾液也愈多，唾液具有消化食物及杀灭细菌等作用，对胃黏膜有保护作用，因此，进食宜细嚼慢咽，不可囫囵吞枣。

食物结构合理

如动物性食品、油腻食物等不宜消化食用的食物过多会加重胃肠负担，影响食欲，过于精细的米面食物中无机盐、微量元素、维生素及食物纤维素都会大量损失，长期食用必将造成人体营养不良，导致身体各种功能下降。因此，应荤、素食搭配，粗、细粮搭配，既满足人体正常营养需要，又不会加重胃肠负担。

定时定量进食

胃酸分泌具有一定的规律性，即一日三餐时的分泌高峰，常食零食，会使胃工作紊乱，破坏了胃酸分泌的正常节律，久之可导致胃病，因此，日常饮食应一日三餐，不可过多进食零食。每餐的进食量应适度，过饥或过饱都会使胃正常运转失常而致消化不良，因此，应养成定时饮食的良好习惯。

伤胃习惯

过度疲劳

无论是体力劳动或是脑力劳动，如果疲劳过度，都会引起胃肠供血不足，分泌功能失调，胃酸过多而黏液减少，使黏膜受到损害。

酗酒无度

酒精本身可直接损害胃黏膜，酒精还能引起肝硬化和慢性胰腺炎，反过来加重胃的损伤。

嗜烟成癖

吸烟可促使胃黏膜血管收缩，减少胃黏膜的前列腺素合成，这是一种黏膜保护因子。吸烟还能刺激胃酸和蛋白酶的分泌，加重对胃黏膜的破坏。

饥饱不均

饥饿时，胃内的胃酸、蛋白酶无食物中和，浓度较高，易造成黏膜的自我消化。暴饮暴食又易损害胃的自我保护机制；胃壁过多扩张，食物停留时间过长等都会促成胃损伤。

饮食不洁

幽门螺杆菌感染是胃和十二指肠溃疡的重要诱因之一，在溃疡病人中，该菌的检出率高达70%～90%，而溃疡病治愈后，该菌亦消失。溃疡病人可通过餐具、牙具以及接吻等密切接触传染，不洁的食物，也是感染的原因之一。

狼吞虎咽

食物进入胃内，经储纳、研磨、消化，将食物变成乳糜状，才能排入肠内。如果咀嚼不细、狼吞虎咽，加之食物粗糙，就会增加胃的负担，延长停留时间，可致胃黏膜损伤；另外，细嚼慢咽能增加唾液分泌，而使胃酸和胆汁分泌减少，有利于胃的保护。

咖啡、浓茶

咖啡、浓茶均为中枢兴奋剂，都能通过反射导致胃黏膜缺血，使胃黏膜的保护功能破坏，而促成溃疡发生。

健胃操

跨腿扶膝护肠胃

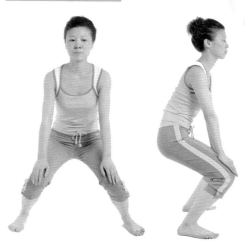

1 双脚打开两倍肩宽，脚尖朝前，双手扶膝微蹲马步。

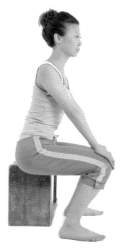

2 身体上下起伏，上半身保持挺直，弯膝蹲更深的马步。

此法可巩固下盘，强化下半身肌力，往下蹲时可促进肠胃蠕动。

双手按摩肚皮

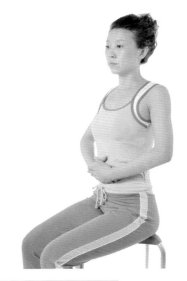

　　坐在椅子上，双手交叠贴腹。吸气，挺胸，直背，用力往前挺出上半身，使肚子挺出一个弧度，身体微微后仰。吐气，缩胸，弯腰，双手用力往腹部压。

　　配合腹肌收缩可按摩腹内肠胃，促进肠胃功能，同时也可以上下左右按摩腹部，亦可站着做。

双手抱腿屁股朝天

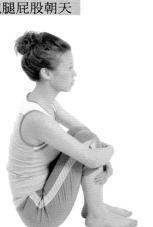

1 坐姿，双手臂抱住小腿，将双脚收至腹部前方。维持这个姿势向后躺。

2 腹部用力，双手依然紧握抱小腿，背部往前后方向滚动，注意颈部切勿扭伤。久卧病床的慢性病患者只要把双脚往上抬升，或前后左右滚动身体即可。

> 此法可促进排气顺畅。

秋季补胃操
准备

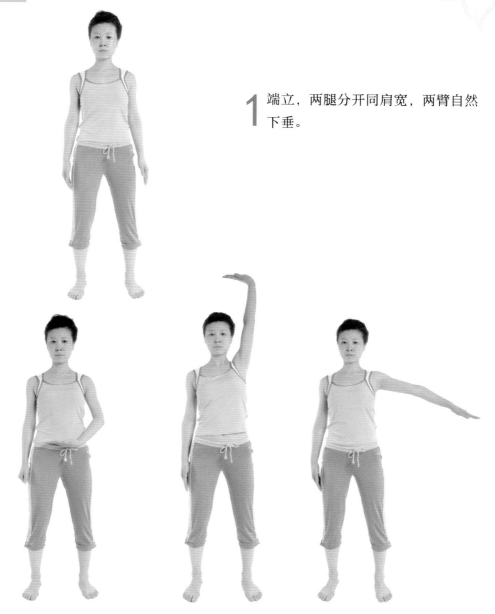

1 端立，两腿分开同肩宽，两臂自然下垂。

2 左手平端腹下，手心向上，随着慢慢吸气，手缓缓沿腹胸中线上升，至过头顶，手开始翻掌，缓缓向左侧转，并开始呼气，至手臂向左伸直、手心完全向下，并继续缓缓下降至自然下垂处。换右手，动作与左手相同，共做32次。

导引

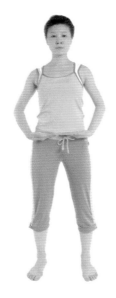 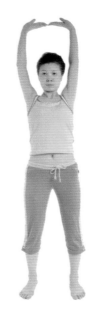

1 动作和呼吸与开始动作相似，双手平端，指尖相对。

2 同时由腹下缓缓上升，至过顶向两侧分，下降至自然下垂处，反复做16次。

冲拳

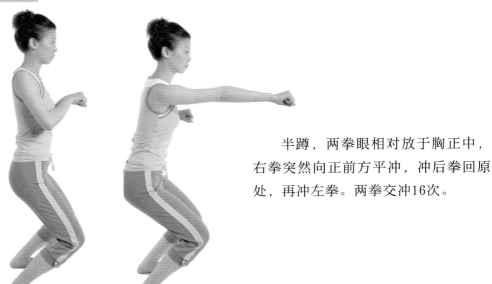

半蹲，两拳眼相对放于胸正中，右拳突然向正前方平冲，冲后拳回原处，再冲左拳。两拳交冲16次。

转腰

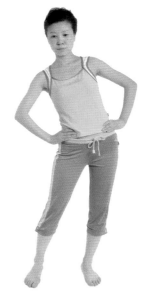

揉腹

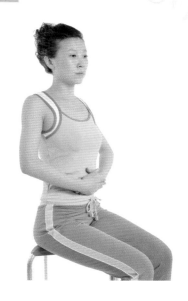

双手叉腰，两腿分开，顺时针转腰4次，逆时针转腰4次。

取坐位，双手平掌相叠，捂于肚脐处。先顺时针揉，再逆时针揉，各揉8次。

五捶

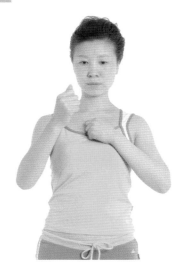

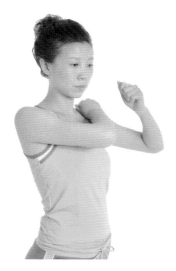

1 双腿分开直立，双手交替捶胸部左、右上角，各8次。交替捶肩各8次。

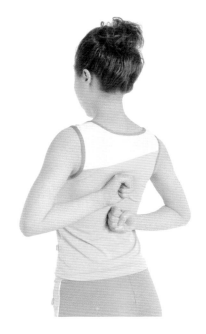
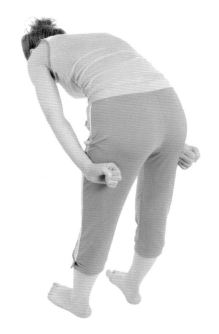

2 双手握拳，用双手拳背同时捶背部，由上而下次数不限。沿臀部往下捶至两大腿、两小腿，再回臀部往下捶，反复4次。

弯腰

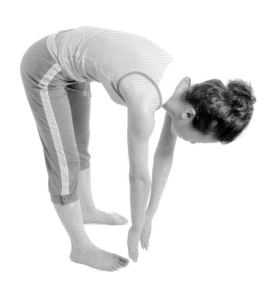

双腿分开直立，向前弯腰，双手摸左脚尖2次、右脚尖2次，然后直腰，重复做4次。

注意：

（1）节操可自定节拍，数出1、2、3、4……

（2）每节操要求呼吸有规律，动作要缓慢柔和。

（3）最好在静处做操，消除外界干扰。

（4）饭前后1小时内，不宜做操。

养胃收腹操

推按中建

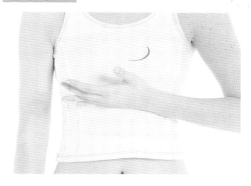

左手四指并拢，用四指的指面部分，附于胃部上端中脘穴，向下均匀推至建里穴，每次20下。

分抚胁肋

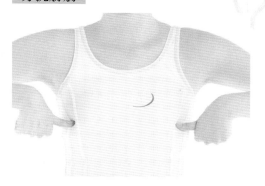

双手拇指附贴在肋缘下的剑突端。然后，沿着两侧肋弓抚至胁肋部，约20次。胁肋部为肝胆经络循行的路线，分抚胁肋可以疏肝利胆。

旋摩全腹

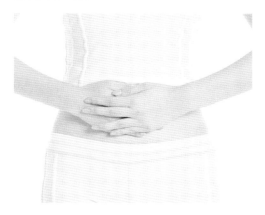

右手的掌心着于脐上，左手的掌心按压右手背，然后均匀用力自左至右旋摩全腹。开始旋摩频率宜缓慢，再逐渐加快，以旋摩产生的热感透达腹内为佳，此法有补中益气的作用。

疏理三焦

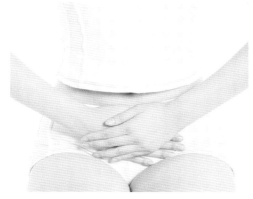

双手叠加放在腹部上，用掌指面自上腹部推至下腹部，约20次。中医所说的三焦为上焦心肺、中焦脾胃、下焦肝肾，三焦均位于胸腹部，推按胸腹有宽胸下气，疏通三焦，消胸闷腹胀的作用。

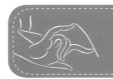

胃部病事

治疗胃痛的三个奇效穴

胃痛又称胃脘痛，是以胃脘近心窝处常发生疼痛为主的疾患。胃病患者，有时痛起来会死去活来。有什么方法可以既方便又有效地缓解疼痛呢？

揉内关穴

内关穴位于手腕正中，距离腕横纹约三横指（3个手指并拢的宽度）处，在两筋之间取穴。用拇指揉按，定位转圈36次，双手交替进行，疼痛发作时可增至200次。

点按足三里穴

足三里穴位于膝盖边际下3寸（相当于4个手指并拢的宽度），在胫骨和腓骨之间。以双手拇指指端部点按足三里穴，平时36次，痛时可揉200次左右，手法可略重。

揉按腹部

双手交叉，男右手在上，左手在下；女左手在上，右手在下。以肚脐为中心揉按腹部画太极图，顺时针36圈，逆时针36圈。此法可止痛消胀，增进食欲。

开三门，运三脘，治呕吐

呕吐常见的原因

1.饮食不节：饮食过多，或食用生冷油腻之物会使食物停滞不化，胃气不能下行，上逆而为呕吐。如严用和所说："饮食不节，温凉不调，或喜餐腥脍乳酪，或贪食生冷肥腻……中焦为之痞塞，逐成呕吐之患焉。"

2.痰饮内阻：素体中阳不健，或病后年老体衰，脾胃腐熟运化功能减弱，水谷不能正常化生精微，反变为痰饮，停积胃中，当饮邪上逆之时，每能发生呕吐。其机理则如秦景明所说："痰饮呕吐之因，脾气不足，不能运化水谷，停痰留饮，积于中脘，得热则上炎而呕吐，遇寒则凝塞而呕吐矣。"

3.肝逆犯胃：情志失调，肝气怫郁，横逆犯胃，胃气不降，反上逆而呕吐。

4.脾胃虚弱：素体脾胃虚弱或病后脾胃受损，中阳不振，水谷不能承受，故饮食稍多则吐，时作时止。

5.胃阴不足：热病之后，胃阴受伤，胃失濡养，不得润降，而致呕吐。

推抹上腹降逆法

开三门，运三脘：单手掌推胸腹正中任脉线，从天突推至关元穴（注意推至脐下转换手掌方向）。

止呕按摩法

按摩部位：肩井、手三里、内关、合谷各穴及两胁部。

按摩方法：让患者坐在椅子上，操作者分别对其肩井、手三里、内关、合谷等穴进行用力地按揉，然后用双手揉搓患者的肩臂和两肋，以使其局部的经络通畅。

按摩中脘穴，自疗慢性胃炎

中脘穴在肚脐正中直上四寸，心口窝上边正中（即胸骨体下端）到肚脐正中的1/2处。

按摩方法：取仰卧位，双手四指并拢，指尖放在中脘穴部，顺着呼吸适当用力徐徐下压，约10次呼吸之后，再慢慢抬起，如此反复，至2分钟。

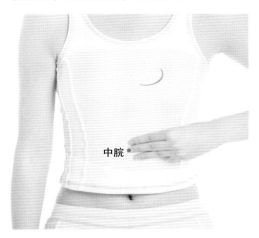

中脘

三种按摩手法，缓解胃溃疡症状

胃溃疡是一种常见病。在临床上，治疗胃溃疡除了使用药物外，按摩也是一种疗效不错的辅助治疗方法，可有效地缓解胃溃疡患者的胃痛、腹胀、呕吐等症状。临床实践证明，用下面这些按摩手法治疗胃溃疡便捷而有效。

消除疼痛按摩法

按摩部位：中脘、气海、天枢、足三里各穴。

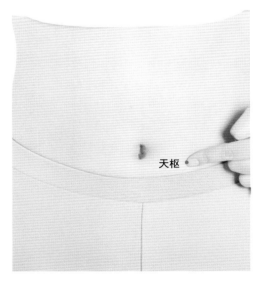

天枢

按摩方法：让患者仰卧，操作者坐在患者身体的右侧，先用轻快的一指禅推法或大鱼际揉法，自患者的剑突下至中脘向左沿着肋弓推按，往返按摩5～10遍，然后按揉其中脘、气海、天枢等穴，同时配合按揉患者的足三里穴。最后用手掌轻拍患者的胃脘部3～5分钟。

消除腹胀按摩法

按摩部位：膈俞、三焦俞、肝俞、脾俞、胃俞、大椎、命门、肩井、肾俞各穴。

按摩方法：

1 操作者将双手掌重叠，然后分别对患者的膈俞和三焦俞穴进行按揉，也可用双掌根或双拇指交替按压患者的膈俞至三焦俞穴一段的膀胱经内侧线。

2 操作者用单手掌根部用力按揉患者的肝俞、脾俞和胃俞穴，并依靠腕关节做手掌晃拨动作，以刺激这3个穴位。

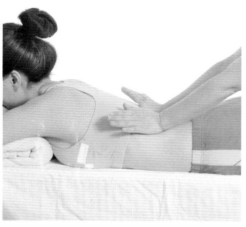

3 操作者用双手拇指和示指沿患者的督脉路线自上而下反复提拿其大椎和命门穴。

4 操作者用拇指、示指、中指和掌根分别捏拿患者双侧的肩井穴至肾俞穴之间的腰背肌，同时可做适当的捻转动作。

胃下垂推拿法

腹部穴位推拿法

鸠尾（剑突下0.5寸）、中脘、气海、天枢，仰卧位，术者站于患者右侧，以推揉鸠尾、中脘为重点，循序往下至腹部，以脐周天枢、气海为重点按揉，并用托法，即医者四指并拢，根据胃下垂的程度不同，自下而上托之。再以摩法在腹部治疗（逆时针方向操作）14分钟。

背部穴位推拿法

肝俞穴（背部第九胸椎旁1.5寸）、脾俞穴（背部第十一胸椎旁1.5寸）、胃俞穴（背部第十二胸椎旁1.5寸）。患者取俯卧位，以轻揉的滚法，沿脊椎两侧操作，重点在第六胸椎至第十二胸椎两旁的穴位，然后按揉脾俞、胃俞穴10分钟。

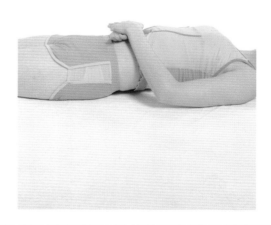

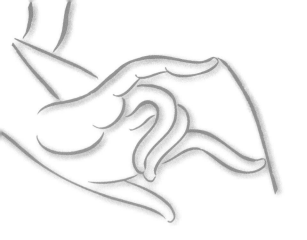

【第二十章】 大、小肠

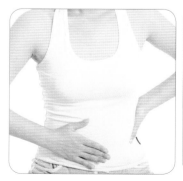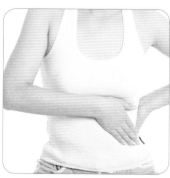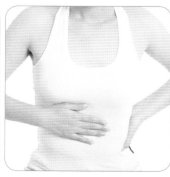

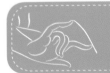

认识大、小肠

肠道通，则全身通

"小肠者，受盛之官，化物出焉。"小肠的一个功能是主吸收；另一个是主改变，"化"就是把一个东西彻底地改变。

"化"是一个正立的人和一个倒着的人，即把一个人彻头彻尾地改变。小肠接受容纳脾胃腐熟的水谷，并将之充分腐熟和吸收。按现代的话来说，就是将食物中能够消化的部分都化成人体能够吸收的最基本、最简单的元素——精，这就是"化物出焉"。

"大肠者，传道之官，变化出焉。"水谷被消化变成了血，血里边更加精微的东西，一旦被吸收就成了液。液不一定在脾胃处被消化吸收得非常干净和彻底，所以有一部分要经过大肠和小肠的进一步吸收和分泌，分别出清和浊的东西，清者为液，由小肠吸收，浊者就为糟粕，由大肠传导出去，即把精华的液渗透出来，就是"津"出来。大肠就像管理调度道路运输的官员一样，能够传导糟粕也能传导水液，所以称之为"传道之官"。

大肠传道，其功能在于一个"津"字，津就是指液体只渗出而不能倒流的意思，就像人体的汗液只会流出体外而不会渗回体内一样。这就是所谓的"济泌别汁"。所以，大肠具有主管人体内分泌的功能。比如：汗、涎、泪、尿、体液（组织液）等。

大肠火盛，"津"的功能过强，人会便秘；"津"的功能不足，人就会溏泄，也就是拉稀。现在市面上主要是靠使用番泻叶这些腹泻的方法，来解决便秘，但久而久之会使人很虚弱，易出现一些问题，所以还是要从大肠"主津所生病"的功能上去解决这两个问题。

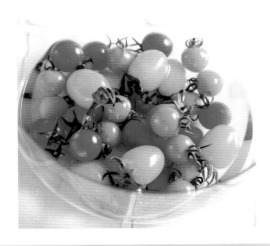

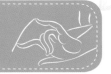

大、小肠保养事

日常习惯

食品卫生

在日常生活中应食用干净、卫生的食物，不吃腐败变质、受潮霉变的食品，不吃死亡的禽畜。食品要做好防蝇防尘措施，剩菜剩饭最好不食用。如要食用，也应将剩菜剩饭加热煮透后食用。一旦食物颜色、味道有异常，则不能食用。

饮用水安全

能够饮用的水有：安全、卫生的桶装水、矿泉水；经检疫后的自来水，但应煮开后才能饮用；水井、河流等水源，必须经消毒、煮沸后才能饮用。

卫生习惯

应做到饭前便后洗手，勤剪指甲；不用脏水漱口或洗瓜果蔬菜；碗筷应煮沸或用消毒剂消毒；刀、砧板、抹布也应严格消毒；生、熟食品应该分开存放；水产品和海鲜食物要煮熟煮透再吃；注意环境卫生，消灭蚊蝇；不要随地大小便，厕所里应加药消毒、管理好粪便；动物尸体要无害化处理、深埋，减少蚊蝇滋生。

改善饮食习惯

改善饮食习惯，多吃新鲜水果、蔬菜及粗纤维的食物，少吃高脂肪食物。

伤害肠道的习惯

年轻时不注意肠道的保养，日久成疾，年老时容易患肠道疾病甚至癌症。生活中很多不良习惯，往往是肠道的杀手，而这些不良习惯，恰好普遍存在于年轻群体中。

常吃零食

常吃零食容易患慢性便秘，长期挑食，也会引起肠道老化，使肌肤粗糙，并常常伴有头痛、恶心、眩晕的现象。

过分精食

刻意选择很精致的食物而少吃粗粮，肠道老化得特别快，肝功能差，而且会常便秘。因为精细食物缺乏纤维素，会导致肠道功能变差，甚至萎缩，所吃的食物变成了毒素，使体质变酸，慢性病也就开始了。

经常熬夜

肠道排毒是在凌晨一点以后，如果那时还没睡，人体的代谢就会由内分泌燃烧，这时产生的毒素会很多。如果熬夜不可避免，应当尽量吃糖类，不要吃肉，可把伤害降至最低。

喜欢宵夜

凡是晚上8点以后再进食就称作宵夜。吃宵夜隔天会疲倦，起床困难，肝也会受损，因为睡觉时，人体各器官活动力降低，食物留在肠子里会变酸发酵，产生毒素伤害身体。第二天不吃早饭，体内没动力就会自动使用各个腺体，去燃烧组织，造成腺体亢进、体质变酸，长期导致慢性病。

按摩小腹，让你清肠排毒并瘦身

通过简易的按摩手法，可以使肠道气血通畅，刺激胃肠道蠕动，通畅大便，清肠排毒。一起来学学清肠排毒并瘦身的按摩法吧！

按摩次数与时间

每日早晨起床前、晚上临睡前各按摩1次。手法要轻，做按摩前需排空小便，且过饥过饱时都不宜做。

预备姿势

双手掌相互摩擦至发热，全身肌肉要放松，意念要让思想集中到排便上。

按摩手法

将右手掌放在心窝处，左手掌放在右手背上，先从左向右旋转按摩80次；然后在下腹部依上法，左右各旋转按摩80次；最后从心窝处向下推，直至耻骨联合处，做80次。

注意：

（1）按摩时如腹中肠鸣、有热感，就是按摩有作用的反应。在按摩过程中，如产生便意，应立即去排便，排便时也可以手指从左上腹向右下腹来回做直线按摩。

（2）第一次做时不一定很快就有疗效，要有耐心。在每日同一时间，多次重复进行，只要有一次成功，就能建立大肠蠕动的条件反射。反复多次，便能形成定时排便的好习惯。

（3）配合饮食清肠排毒，多食蔬果、黄豆、山芋等通便食物，少吃辛辣刺激性食物等，这样就能很好地通便清肠、排除体内毒素、减肥瘦身了。

清肠操

清肠操可以从口腔到肠道消化系统到肛门进行一次彻底地"大清洗"，是一种以简单的自身运动方式，达到内脏清洁调整的温和且实用的方法。

时间

清晨，空腹静坐冥想5～10分钟。

准备工作

一瓶温的淡盐水（稍有咸味即可）3升（大概12大杯，20小杯，大家可用饮料瓶作为衡量工具）。过程：首先快速喝2～3杯（200～300毫升）淡盐水，然后配合运动，做以下4式，每式做6次。

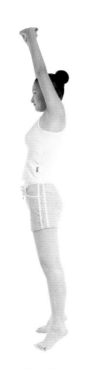

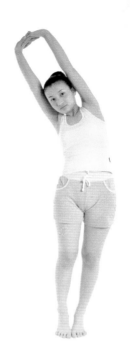

1 摩天式：两腿分开同肩宽，手指交叉上翻，手臂高举过头顶，吸气时抬起脚跟，双眼注视手背，然后屏住呼吸数秒钟，呼气时脚跟落地，还原。

2 吹树式：两腿并拢，手指交叉上翻，两臂高举过头顶，抬脚跟，上身缓慢右侧弯，保持数秒钟，再左侧弯保持数秒钟。（左右算1组，共做6组）。然后回到中间，还原，自然呼吸。（如果你抬脚跟做有困难，也可脚跟落地完成，这样不会影响太多效果）

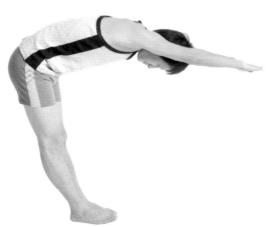

3 腰转动式：两脚分开，手指交叉翻掌，两臂上举吸气，呼气时身体前屈90°，两眼注视手，吸气时身体向右方，呼气时转向左方。共6组，回到中间，还原。

4 眼镜蛇扭动式：俯卧，手掌放置胸两侧，缓慢支起上半身，脚尖蹬地，头缓慢扭向右侧，眼睛尽量去看左脚，保持数秒钟，转向另一侧相同，共6组，回到中间还原。

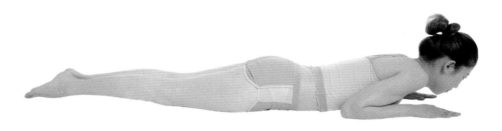

注意：

这4个方法每月用1次就行了，最多2次，因为毒素不会囤积得那么快，建议大家周末心情好或空闲多的时候试一试。但如果你是胃溃疡、十二指肠溃疡等一些急慢性病患者就不要尝试这项活动了。

熨脐

如果出现癃闭、小腹胀痛、撒不出尿等问题，应该怎么办呢？

有个方法很有效，不妨试一下，就是阴阳熨脐法。用1斤葱白（葱最前面最白的那段），把葱须子去掉，捣烂加麝香（麝香主通窍、开窍的，因为不通才会胀痛，但最好避免使用该药），用纱布包好，分成两包。取一包放在肚脐（神阙穴）上，用热熨斗熨5分钟，不可烫灼皮肤。另外一包用冷熨斗熨。反反复复用冷热熨斗熨几次。

这就是运用"热为阳，冷为阴"的道理来治病，故名阴阳熨脐法。这种方法对治疗尿不出、癃闭的问题很有效果。

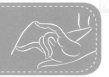

大、小肠病事

肠易激综合征的按摩法

1.以大鱼际推天突至曲骨穴（任脉）10～20次。

2.摩腹5～10分钟（顺逆方向，平补平泻）。

3.双手重叠置于小腹部，掌心劳宫穴对其气海（丹田），缓慢深呼吸，随着患者呼气，术者手下按并做震颤手法，随着患者吸气，术者双手也随之上抬并停按压和震颤手法。此手法反复操作，持续10分钟。

4.分推两胁肋，自上而下10次。

5.点按中脘、气海、关元、内

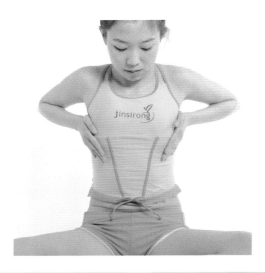

关、神门、足三里和三阴交穴30秒钟，结束手法。

足部按摩治疗腹泻

腹泻自疗保健法要按反射区——肛门定点按摩、升结肠、横结肠、降结肠、泌尿系统。（注意：腹泻时不能按摩直肠的反射区。）腹泻自疗保健法加强按摩部位：

直肠

在降结肠往内按摩有一条横行肌肉凸起的感觉为直肠反射区，末端有一凸起小颗粒是肛门反射区。直肠在肛门反射区上方，小腿骨内侧约1/3下凹陷处，找到按摩点时，要定点揉按。

降结肠

在左脚的横结肠末端相接点再往下按摩到脚后跟，要再往上爬的地方终止，这段距离就叫降结肠。按摩方向要由上往下按摩。降结肠与横结肠、升结肠统称为大肠。

横结肠

左脚横结肠位于脚底，在十二指肠反射区稍微上方一点处，用手触摸时有一长条形横向肌肉，要由内侧横向外侧按摩。右脚横结肠在脚底，约脚底半径一半要往内侧按摩，用手触摸时有一横条形肌肉，要由外侧横向内侧按摩。

升结肠

升结肠位于右脚底的外侧，在脚后跟上方凹陷处再往上按摩约一半，与右脚横结肠相交处是升结肠。按摩方向要由下往上按摩。升结肠与横结肠、降结肠统称为大肠。

按摩腹部增强肠蠕动

若能够长期坚持腹部按摩，可增强胃的消化功能，促进肠蠕动，防止便秘的发生。久坐者每隔1～2小时需而站起身活动四肢，并最好做下腹部按摩，对健康大有好处。按摩的方式是：

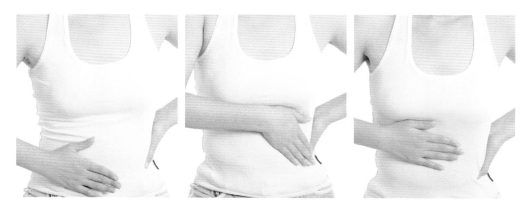

坐姿，以左手叉腰（拇指在前，四指在后），右手从胃部开始向左下方搓揉，经小腹、右腹还原于胃部为1次，共按摩36次。然后，以右手叉腰，左手按摩36次，方法同上，方向相反。按摩时自然放松，轻重适度，过饱、过饥、极度疲乏或情绪不稳定时都不宜进行按摩。

> **注意：**
>
> 手摩法应采用腹式呼吸法，用气按摩腹部。吸气时小腹徐徐鼓起（膈膜必随之而起），呼气时小腹慢慢收回。行、立、坐、卧，随时随地均可练习。通过腹部的一起一伏，可以达到按摩内脏的作用，增强胃肠的蠕动功能，避免消化不良和便秘的发生。

常按支沟、大肠俞穴可防便秘

想排便的时候排不出，或是排后仍有残余感，体味到便秘难受滋味的人越来越多。多数人的便秘原因，往往是生活习惯不好，除了调整饮食外，多多按摩支沟穴和大肠俞穴，也能帮助刺激肠胃蠕动，消除便秘。

支沟穴

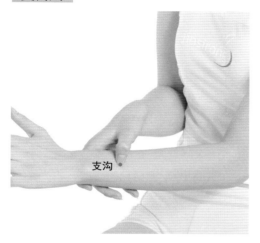

支沟穴位于手背腕横纹正中上3寸处。

按摩方法：用手指指面向下按压，或做圈状按摩。

大肠俞

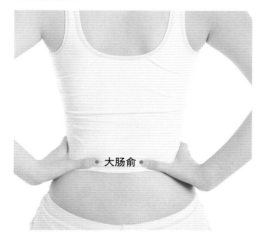

大肠俞穴位于距离第四腰椎棘突下向外约1.5寸（比大拇指略宽）。

按摩方法：以手指指面向下按压，或做圈状按摩。

食疗法治便秘：

取干薄荷5克，用热水冲泡饮用，能有效缓解便秘。或是将少量黑芝麻和杏仁粉混合用水冲泡饮用。

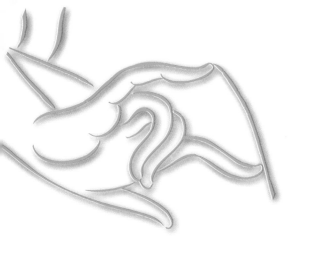

第二十一章

肩颈

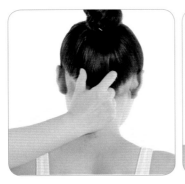

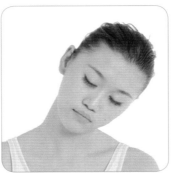

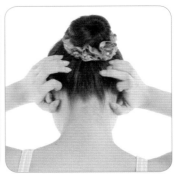

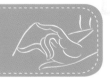

认识肩颈

认识肩颈肌肉

斜方肌

斜方肌被称作"肌肉之王"，它就是那个"最苦命"的肌肉。在上背部的肌肉来说，它的范围较大，像偏头痛、颈部痛、膏肓痛和肩膀痛等，都与它脱不了关系。斜方肌是由三块肌肉所组成的，分成上、中、下三块。

上斜方肌

当上斜方肌发生筋膜炎的时候，可能会造成严重的偏头痛和后头部的疼痛，有时也可能会引起下颌骨的咬合疼痛，痛的时间长了还常会引起落枕，一转头肩颈就痛，大部分就是上斜方肌发炎，它的痛点位于肩井附近，可指压肩井，会感到症状减轻许多。

中斜方肌

中斜方肌如果发炎的話，最直接的症状就是膏肓痛，也就是肩胛骨内缘有一股灼烧感。另外，由于它的另一端是与肩峰相连，所以也可能出现肩膀后缘疼痛。

下斜方肌

下斜方肌筋膜的发炎症狀包括有：肩胛上、肩胛內、肩峰，以及头部的疼痛。造成下斜方肌筋膜炎的原因有：主要是手臂向上撑的时间过久，造成下斜方肌的吃力。例如用手托腮帮子、拿扫帚清理天花板等。

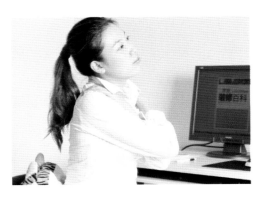

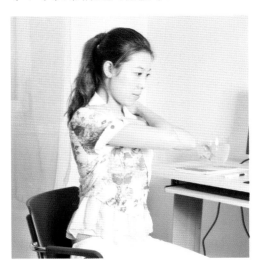

颈椎神经根型的发病机理

神经根局部的刺激和压迫因素

颈椎因为退行性的病理变化，在病程较长时，病人的颈椎容易引起颈椎骨质增生，而转变为神经根病变的因素之一。在椎间孔部，神经根硬膜袖部可继发炎症反应，导致局部血管渗透性增加和循环障碍，根袖部继发肥厚、粘连及纤维化病变，神经根可呈扭曲变形，为引起神经根性颈椎病的重要因素。

患椎移位

因为颈椎椎间盘、关节突关节、关节囊及其周围的韧带等软组织劳损，常可促使一部分颈椎失去其稳定性。颈、肩部肌肉等组织损伤，导致双侧软组织肌力失去平衡，而引起颈椎发生移位，临床上常见患椎向一侧呈旋转性移位，使椎间孔横径变小，因而刺激和压迫神经根而产生相应症状。这样，颈5至胸1前支如受到刺激，患者可以出现患侧上肢臂丛神经症状；关节突关节有炎症时，由于关节囊分布有敏感的神经末梢，可反射性地引起相应的肌肉发生收缩或痉挛，临床上患者出现一侧上肢放射痛、颈肩部软组织胀痛、颈部活动受限等症状。

神经根动脉供血不足

颈神经根动脉是一根营养动脉，可以因为关节产生骨赘或患椎的旋转后移，而使椎间孔横径变小，使其神经根前面的前根动脉受压，这样，因为神经根的缺血性病变而出现症状。

颈部前斜角肌痉挛

前斜角肌起于颈3～颈6颈椎横突前结节，肌纤维斜向外下方，止于第一肋骨上面的斜角肌结节，由颈神经5～7前支支配。前斜角肌的损伤和因为颈椎的移位使支配该肌肉的神经根受累都可引起肌痉挛。前斜角肌收缩时，位于前、中斜角肌间的臂丛神经和锁骨下动脉受压，病人有从肩部至上肢的放射痛症状，尺神经支配区有麻木感，上肢皮温较低，并因为肌肉的痉挛而颈部活动受限。

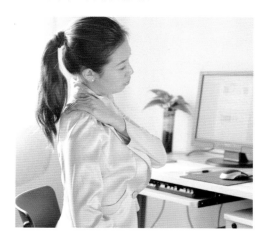

导致颈椎病的病因

颈椎介于频繁活动和重量较大的头颅与缺少活动而比较稳定的胸椎之间，其活动度很大，负重也多，在解剖上又相对比较薄弱，四周缺乏其他骨性保护，易受外力直接打击，尤其是下颈椎及其周围软组织容易发生劳损性病变。

劳损

长期使头颈部处于单一姿势的位置，如长时间低头工作，易发生颈椎病。小于30岁的颈椎病人，多从事低头工种。

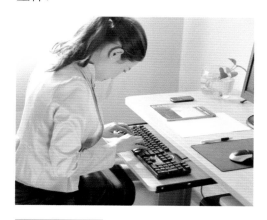

头颈部外伤

50%髓型颈椎病与颈部外伤有关。一些病人因颈椎骨质增生、颈椎间盘膨出、椎管内软组织病变等使颈椎管处于狭窄临界状态中，颈部外伤常诱发症状的产生。

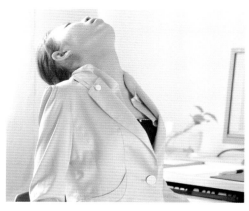

不良姿势

如躺在床上看电视、看书、高枕、

坐位睡觉等；卧车上睡觉，睡着时肌肉保护作用差，刹车时易出现颈部损伤。

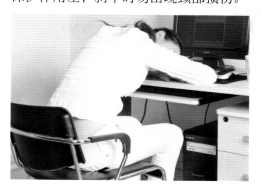

慢性感染

主要是咽喉炎，其次为龋齿、牙周炎、中耳炎等。这些部位的炎症刺激颈部软组织或通过丰富淋巴系统引起颈枕部软组织病变。有人认为，慢性咽喉部感染是颈椎病重要发病因素，这可能与软组织慢性劳损炎症相互影响而加重病情之故。

风寒湿因素

外界环境的风寒湿因素可以降低人体对疼痛的耐受力，可使肌肉痉挛、血管收缩、淋巴回流减慢、软组织血循环障碍，继之产生无菌性炎症。因此，风寒湿因素不仅是诱因，也可作为病因引起病变产生症状。

颈椎结构的发育不良

先天性小椎管、颈椎退变等是一些颈椎病发病基础。国外统计40～50岁有退变者占25%，55岁以上有退变者占85.5%。颈椎中央椎管、神经根管狭小者颈椎病的发病率比正常人高1倍。

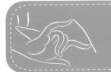

肩颈保养事

日常习惯

保持正确坐姿

　　上半身应保持颈部直立，使头部获得支撑，两肩自然下垂，上臂贴近身体，手肘弯曲呈90°，操作键盘或滑鼠，尽量使手腕保持水平姿势，手掌中线与前臂中线应保持在一条直线上。下半身腰部挺直，膝盖自然弯曲呈90°，并维持双脚着地的坐姿。

选择合适桌椅

　　必须选择符合人体工程学设计的桌椅，使用专用的电脑椅，坐在上面遵循"三个直角"：电脑桌下膝盖处形成第一个直角，大腿和后背是第二个直角，手臂在肘关节形成第三个直角。肩胛骨靠在椅背上，双肩放下，下巴不要靠近脖子。两眼平视电脑荧幕中央，座椅最好有支持性椅背及扶手，并能调整高度。

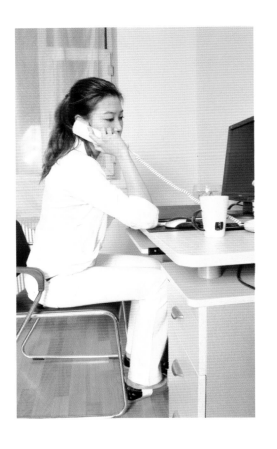

间歇性活动

　　应在工作1～2小时，有目的地让头颈部向前、后、左、右转动数次，转动时应轻柔、缓慢，以达到各个方向的最大运动范围为准。使得颈椎关节疲劳得以缓解。

缓解肩颈疲劳操

第一节

1.两脚与肩同宽，脚尖向前，即不内八，又不外八，两膝微屈。

2.头顶正，百会穴朝天，耳不外闻，双眼平视前方，不斜视，不旁观，慢慢垂帘，眼观鼻，鼻观心，心守神。

3.嘴唇微闭，舌尖轻抵上腭，鼻呼鼻吸，要求深、均、细、长、慢，不要刻意，不要勉强，练一段时间后，口腔内自然就会有津金玉液。

4.垂肩坠手，松腕舒指，中指指尖对着风市穴。

5.含胸拔背，松腰松胯，两臀后坐，松静站立，排除杂念，进入练功状态。

第二节

1.两脚靠拢，两膝微曲，相夹，如同龙体，两膝上下抖动，身体随之摆动，频率由慢渐快，全身放松。

2.在两膝抖动的同时，意念头部放松，颈椎1～2节放松、颈椎2～3节放松、颈椎3～4节放松、颈椎4～5节放松、颈椎5～6节放松、颈椎6～7节放松、胸椎放松、腰椎放松、尾骶骨放松，节节放松。时间约3分钟（重点为意念颈椎放松）。

第三节

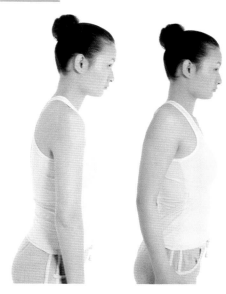

1 两肩先向前，再向上、向后、向下划圆，以肩关节为中心轴，尽量转动肩部，如此活动6遍。

2 两肩先向上，再向后、向下划圆，以肩关节为中心轴尽量转动肩部，如此活动6遍。

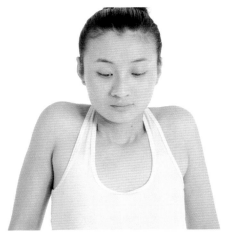

3 两肩同时上抬，耸肩，缩脖，尽量拉动肩部肌肉使两肩贴着耳垂，然后两肩快速放下，使肩部神经受之震动。

4 头部向前，颈椎前曲，收颌，仰头，抬下巴，做引颈运动，如同龟头食气，此乃养生之法，做6遍。

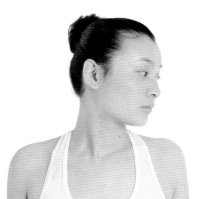

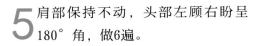

5 肩部保持不动，头部左顾右盼呈180°角，做6遍。

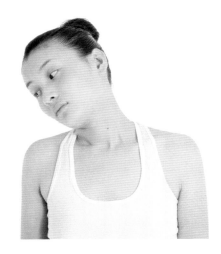

6 肩部保持不动，颈部左右各倾斜45°角，做6遍。

7 头部左右各旋转6遍，转动时要慢，循序渐进（初学者不要急于求成，颈椎病发作时忌练）。

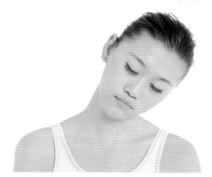

第四节

1 双手均匀揉拿玉枕穴各6遍，要使手心贴紧颈部。

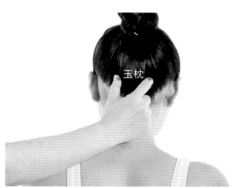

2 双手指呈梳子状，干洗头部，从前发际至后发际，尽力梳理风池穴及不适之处，做30遍。

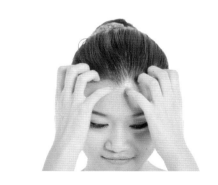

3 摩耳，用柔和、轻巧、渗透的手法，将两耳按摩2分钟，使两耳郭发红、发热。

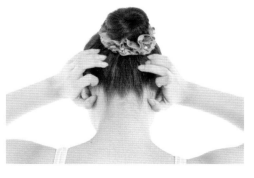

4 干洗脸30遍，使面部红润光泽。

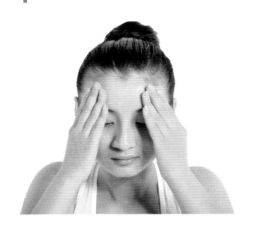

5 赤龙搅海，叩齿各30遍，将金津玉液吞入丹田。

6 收功，干洗手，慢慢睁眼，此时肩部舒展轻松，脑清目明。

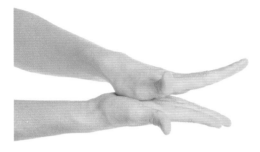

医颈椎疏通经脉

1. 在双手取手背第二、三掌骨间、指掌关节后约0.5寸凹陷处的经外奇穴——落枕穴。

2. 腕横纹上、桡骨茎突上方1.5寸的列缺穴。

3. 腕纹上1寸，尺侧腕屈肌腱桡侧的通里穴。

4. 第二掌骨桡侧远端本节后的全息颈肩穴。

5. 手背第一、二掌骨中间的合谷穴。

6. 手掌小指端尺侧近甲处的全息肾穴等，用拇指指端偏峰针对上述穴位进行有节奏地点压按摩。

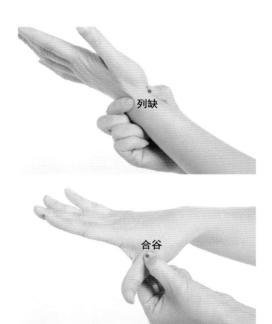

每分钟点压频率和呼吸次数相同，每穴4～5分钟，每次40分钟左右。通过刺激手部这些穴位，可以起到散瘀化结、舒筋活络、滑利关节的作用，颈椎病也可以逐渐缓解或者痊愈。

颈椎保健操

前俯后仰

做操前，先自然站立，双目平视，双脚略分开，与两肩平行，然后双手叉腰。动作时先抬头后仰，同时吸气，双眼望天，停留片刻；然后缓慢向前胸部位低头，同时呼气，双眼看地。做此动作时，要闭口，使下颌尽量紧贴前胸，停留片刻后，再上下反复做4次。动作要领是：舒展、轻松、缓慢，以不感到难受为宜。

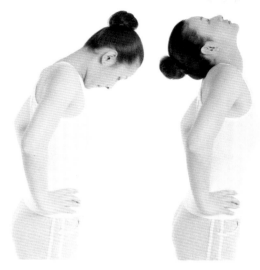

举臂转身

做操前，先自然站立，双目平视，双脚略分开，与肩同宽，双手自然下垂。动作时先举右臂，手掌向上，抬头目视手心，身体慢慢转向左侧，停留片刻。在转身时，要注意脚跟转动45°，身体重心向前倾，然后身体再转向右后侧，旋转时要慢慢吸气，回转时慢慢呼气，整个动作要缓慢、协调。转动颈、腰部时，要尽量转到不能转为止，停留片刻，回到自然式后，再换左臂。而换左臂时，放下的手要沿耳根慢慢压下，换好手臂后同样再做，来回反复做2次。

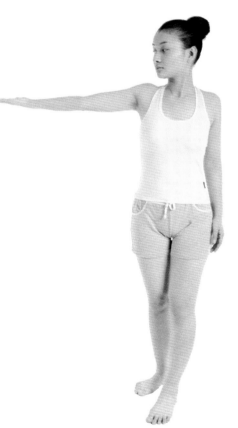

左右旋转

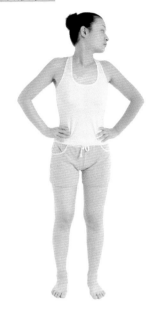

做操前，先自然站立，双目平视，双脚略分开，与肩平行，双手叉腰。动作时先将头部缓慢转向左侧，同时吸气于胸，让右侧颈部伸直后，停留片刻，再缓慢转向左侧，同时呼气，让左边颈部伸直后，停留片刻。这样反复交替做4次。

注意：

整套动作要轻松、舒展，以不感到头晕为宜。

提肩缩颈

做操前，先自然站立，双目平视，双脚略分开，与肩平行，双手自然下垂。动作时双肩慢慢提起，颈部尽量往下缩，停留片刻后，双肩慢慢放松地放下，头颈自然伸出，还原自然，然后再将双肩用力往下沉，头颈部向上拔伸，停留片刻后，双肩放松，并自然呼气。

注意：

在缩伸颈的同时要慢慢吸气，停留时要憋气，松肩时要尽量使肩、颈部放松。回到自然式后，再反复做4次。

左右摆动

做操前，先自然站立，双目平视，双脚略分开，与肩平行，双手叉腰。动作时头部缓缓向左倾斜，使左耳贴于左肩，停留片刻后，头部返回中位；然后再向右倾斜，使右耳贴于在右肩，停留片刻后，头部返回。

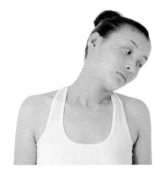

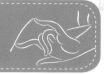

肩颈病事

肩颈疼痛，自我缓解有良方

手臂运动，增加肌力

　　此运动可增加肩颈部肌肉弹性并强化肌力，包括3个动作。

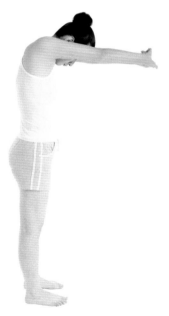
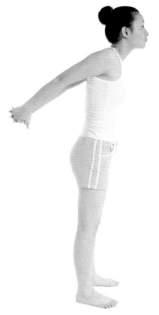
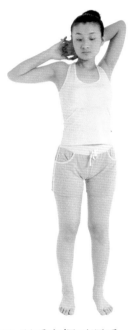

1 双手十指交叉，手心朝外向前伸直双臂，低头，背部用力往后拱，尽量让双手伸直，离身体越远越好，停留5秒钟后放松，重复5次。

2 双手在后背交握，手臂向上抬起，感到肩胛周围肌肉（即上背部肌肉）用力即可，停留5秒钟，重复5次。

3 双手交握于颈后，先以左手拉扯右手至左耳旁，以前胸有拉扯感为度，停留5秒钟，再以右手拉扯左手至右耳旁，方法同前，重复5次。

穴位按摩，疏通经络

按揉风池穴

风池穴主要用于治疗颈痛、头痛、眩晕、耳鸣等。按揉风池穴时以双手放于耳后，用大拇指指腹按揉穴10秒钟，休息5秒钟，双手同时进行，持续3分钟，要做到均匀有力，以穴位局部有酸胀感为佳。每日早、晚各进行1次。

按揉肩井穴

肩井穴主要用于治疗颈痛、肩背疼痛、上肢无力等。按揉肩井穴时先以左手示指压于中指上，按揉右侧肩井穴5分钟，再以右手按揉左侧肩井穴5分钟，力量要均匀，以穴位局部出现酸胀感为佳。每日早、晚各1次。

上述运动方法可连续进行，也可任选两三种锻炼，如果能在每日忙碌的生活中抽出一点时间，循序渐进，持之以恒，那么，肩颈疼痛很快就会不再困扰你。

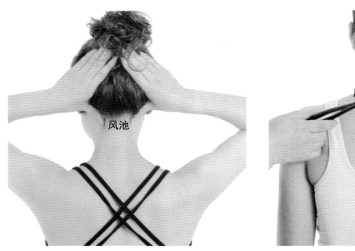

风池

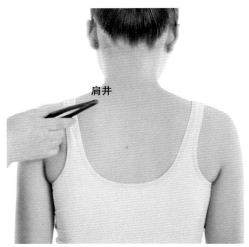

肩井

足部按摩缓解肩颈不适

现代社会，很多人都出现了肩颈部位僵硬的症状，而且大部的人都不会注意它的后遗症。事实上，有了肩颈部僵硬后，将会引起一些"文明病"，如头痛、头晕、失眠、高血压、低血压、视力减退等。所以，我们不要轻忽它的存在。

肩颈部僵硬自疗保健法需按反射区：颈椎、颈项、斜方肌、肩胛骨、肩关节、肘关节、腕关节、泌尿系统。

肩颈部僵硬自疗保健法加强按摩部位：颈椎、颈项、斜方肌、肩胛骨、肩关节。

颈椎（反射区有交叉）

颈椎反射区位于双脚底内侧，在脚拇趾骨头约45°下方。按摩5～1颈椎要由下往上按摩，按摩7～5颈椎时要由上往下按摩。

颈项（反射区有交叉）

颈项反射区位于双脚拇趾与脚掌相交处，有条横纹下方的肉球就是颈项。按摩时方向要由外往内扣按。

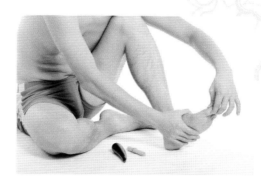

斜方肌

在双脚脚底部第二、三、四、五趾根部下方及脚掌四个关节上方即是斜方肌反射区。按摩时要扣住关节上方，由外往内按摩。

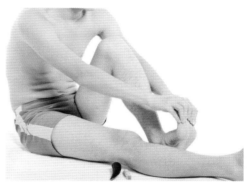

肩胛骨

在双脚脚背第四、五趾往下延伸凹陷处，要到脚背前1/3处，往第四趾方向扣，用手扣按有颗粒凸起的现象，为肩胛骨反射区。按摩时按住凸起的地方后定点扣揉。

肩关节

肩关节反射区在双脚外侧靠小趾下方，按摩时要由下往上扣后左右滑动。

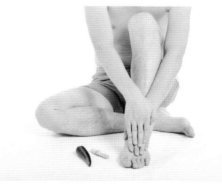

肘关节

肘关节反射区在双脚外侧，肩关节下方有一小颗粒凸起的感觉，按摩时要按住后左右滑动。

腕关节

在双脚外侧约中央处有一半圆骨头前端为腕关节反射区，按摩时要扣住后左右滑动。

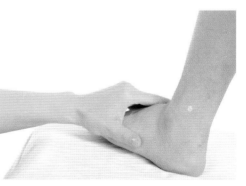

治疗颈椎病，常按大杼穴

原理

不当的姿势、过度的紧张使颈肩部的督脉、足太阳膀胱经脉气受阻，大杼穴就容易气血不通。同时，姿势不良对脊柱骨质产生压力，时间久了，就会产生骨质增生，也就是"骨病"，会加重大杼穴气血淤阻的状况。因此，保持大杼穴气血畅通，颈肩部经脉气血的流通就有了保证，颈椎病的症状就能得到改善。

大杼穴的取法

找到第七颈椎（颈椎下部最高的骨头尖），再往下的一个骨头尖是第一胸椎棘突，从第一胸椎棘突下骨头缝之间旁开大约两横指的肌肉凹陷处即是。

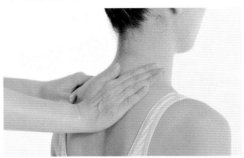

按摩方法

在开始感觉到颈部有时酸痛，肩部不适的时候，经常按摩、揉擦大杼穴，沿着大杼穴上下拍打，每日抽时间做2～3次，每次10分钟，可以促进气血的畅通，避免在大杼穴形成气血的淤阻。按摩大杼穴时会觉得酸痛感比较明显，但按摩之后会觉得舒服。

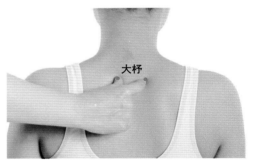

特别提示

急性的颈肩疼痛，伴有颈肩肌肉肿胀，不可强力刺激大杼穴，以免加重肌肉的肿胀，使疼痛更加严重。只可以用梅花针轻刺激穴位一带，起到促进穴位微循环好转的作用。

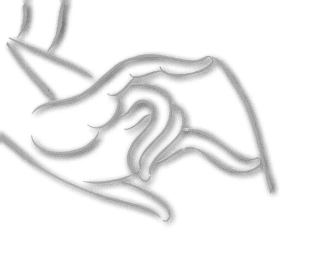

【第二十二章】

脊椎

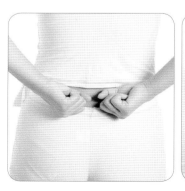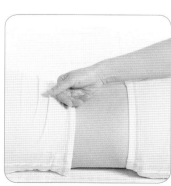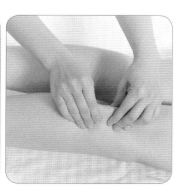

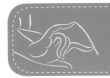

认识脊椎

脊椎的经脉循行

脊椎，还有个通俗的名字叫"脊梁骨"，是人体的中轴骨骼，由若干个形状不规则的椎骨、椎间盘、韧带互相连接而成。它是人体的支柱，位于人体躯干中部，上承头颅，下连盆腔，并且参与人体胸、腹、盆腔的组成。脊椎是内脏器官的后部屏障，也是人体内部脏器依附的支架，同时起到体内血管、淋巴及组织液上下沟通的桥梁作用，是人体运动的总枢纽。

脊椎作为人体的中心支柱，支撑着人体的关键器官，脊椎内分布着自律神经网，从尾骨一直向上顺延至头顶，它的状态直接影响着人的外表和气质。脊椎与椎动脉及自主神经有着密切的关系，有60%～80%的颈、肩、腰、腿疼痛疾病都与脊椎有关。脑、胸、腹脏器官及其全身系统至少有四十多种疾病都与脊椎骨关节应力失衡所产生的微小移位有关。

可以说，脊椎支撑着整个身体。因为人体约有207块骨头，其中由颈椎7块，胸椎12块各连接肋骨，腰椎5块，骶骨5块，尾骨3～5块构成。正面看脊椎是笔直的，侧看像个"S"形，由呈短圆形的脊椎骨组成，脊骨之间是由坚韧的软骨构成的椎间盘。当我们跑步或跳跃时，椎间盘会对脊椎起到缓冲的作用。

人体脊柱的形状和结构与弹簧相似，既坚硬，足以支撑体重，又柔韧，能够扭曲变形。脊椎骨的两侧椎间孔，有脊椎神经，受脑神经控制，指挥人体生理功能的发挥。

骨头活动是靠肌肉牵拉完成，而肌肉里分布着血管、神经、韧带。

如果脊柱歪斜了，肌肉会疲劳僵硬，产生乳酸物质，表现为"这里酸那里痛"；如果压迫神经，则会使身体内脏活动损失，产生免疫力下降，引发某些部位的疾病。

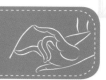

脊椎保养事

日常习惯

1.取物一律蹲下屈膝，不断提醒自己，久而久之便形成惯性动作。

2.弯腰整理床铺易闪腰，最好是蹲下用膝盖支撑身体，同时挺直背部。

3.调整拖把与扫帚的长度，躬身驼背打扫久了，筋膜会承受慢性伤害。

4.睡眠床铺要能够支撑住身体，侧躺会让身体觉得比较轻松。起床时先转身，将双脚放在床边，利用手力把身体撑起来。

伤害脊椎健康的习惯

1.洗脸时，膝盖笔直站立而不是膝盖弯曲。

2.看书时，经常趴在床上或是地板上看书。

3.睡觉时，习惯趴着睡而不是膝盖弯曲侧躺。

4.拿东西时，习惯直接弯腰而不是蹲下来拿。

5.看电视时，经常躺着看而不是坐在椅子上。

6.打电脑时，桌子的高度刚好在腹部的位置，造成手肘悬空。

7.选用背包时，习惯使用单肩侧背型，而不是双肩后背型的背包。

8.坐在椅子上时，习惯跷起二郎腿，而不是腰背挺直、双脚平放在地上。

缓解脊椎疲劳操

1.左右转腰：坐在椅子上，慢慢将上半身向左转，直到双手能抓住椅背后停留一下。右侧亦同，转动时臀部位置不变。

2.伸展背脊：坐在椅子上，双手上举，并往后伸展。

3.伸展肩膀与手臂：将双手举高，左手去触摸右手肘，而右手触摸左边肩膀，停数秒钟后再换另一侧进行。

4.放松背脊：将身体慢慢往前倾，直到双手能触摸到地面并停留10秒钟。

5.舒缓臂肌：坐在椅子上，单脚举起放在椅上，双手抱膝，并将背脊伸直呈划船状。

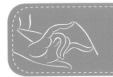

脊椎病事

上仙穴治闪腰

"上仙穴"位于第五腰椎正下方凹处。人体双侧肋弓下缘连线与脊柱的交点对应的是第二腰椎，只要向下再数三个突起就是第五腰椎了。按压时，用一指指腹尖端压住穴位，逐渐用力，旋转按压。

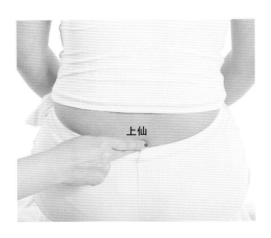

上仙

腰肌劳损搓擦腰眼穴

腰眼穴，位于背部第三椎棘突左右各开3～4寸的凹陷处。中医认为，经常按摩腰眼部位，可以温煦肾阳、畅达气血，增强肾的纳气作用，进而达到缓解腰肌劳损、益寿强身的功效。

1 双手对搓发热后，紧按腰眼处，稍停片刻，然后用力向下搓到尾闾部位（长强穴）。然后再重搓，每次做50～100遍，每日早、晚各1次。

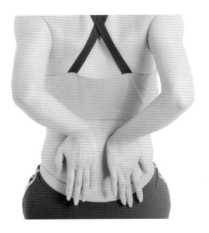

2 双手轻握拳，用拳眼或拳背旋转按摩，每次5分钟左右。

3 双手握拳，轻叩腰眼处，或用手捏抓腰部，每次做3～5分钟。道家养生学认为，用掌搓腰眼，不仅可温暖腰眼、疏通带脉和强壮腰肌，而且还能起到聪耳明目、固精益肾和延年益寿的作用。此法还有助于防治遗精、早泄、痛经和月经失调等病。

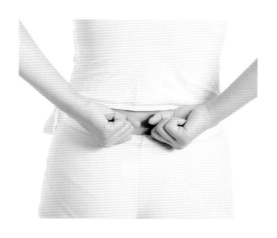

治疗腰椎间盘突出的按摩方法

腰椎间盘突出症又名腰椎间盘纤维症或髓核突出症，是临床症常见的腰部疾患之一。

腰椎间盘突出主要是在髓核脱出，一旦突出后就会刺激腰椎神经根，同时造成积液，局部循环机制受到影响，无法靠人体自身能力吸收代谢，中医称之为痹症，长此以往形成堆积钙化，进一步加重神经压迫和刺激，则会造成严重后果。

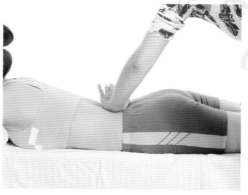

2 掌根用力按压腰椎5～10次。

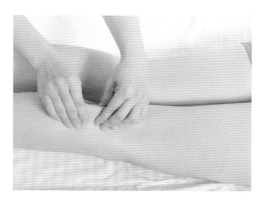

3 按压肾俞穴、大肠俞穴、环跳穴、承扶穴、委中穴各25次。

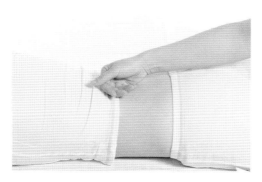

1 在腰部用滚法操作10分钟左右。

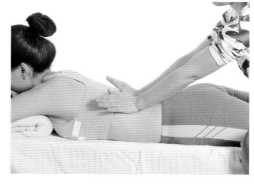

4 用双手掌根按揉搓腰椎两侧的肌肉2分钟左右。

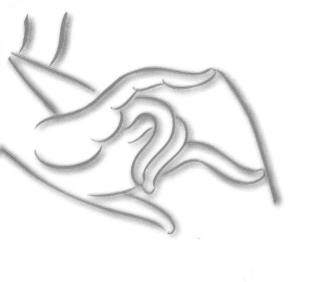

【 第二十三章 】

手 部

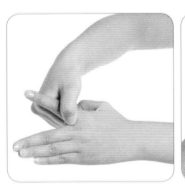
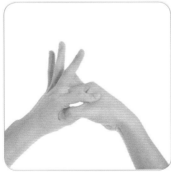
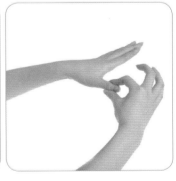

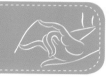

认识双手

手部的经络和穴位

人的一只手正反面有79个病理反射区和治疗穴位，适于手部穴位病理按摩。这79个穴点中，在手中心部位有39个，手背部位有40个，双手穴点相同。用于祛病强身时，多需双手取穴，个别病可单手取穴（如牙痛），至目前临床实践证明，双手这些穴区可治疗近百种疾病。

手掌联结着人体的前部，手背联结着人体的后部各种器官，因此身体内部有无异常都可由经、穴传递给手的各部位。疾病的信号更会通过神经、血管和经络反应到指掌的不同部位上来，而指掌的某种部位的形态改变，其中特异性和规律性的改变，就是望手诊病的依据。

手疗的特点

1.治疗效果较好。

2.安全无副作用。

3.经济、简便、直观。

4.易于推广普及。

5.早期诊断防治。

从手看健康

神奇的外衣——指甲

指甲和人体的肺、肾、肝以及淋巴的关系十分密切。如果指甲有过分隆起的曲线，且成卷曲状的畸形，则表示可能出现肺气肿、肺结核或者肝硬化；如果指甲生长缓慢，变得又厚又硬，呈现黄色或黄绿色，则说明淋巴出了问题；指甲尖附护膜周围那一半显得苍白，可能是慢性肾炎的信号。

手能预报健康和疾病

1.手掌发热发干：甲状腺功能亢进。

2.手掌上出现红斑点：肝炎或糖尿病。

3.手掌大小鱼际部位手指端面的皮肤充血性发红：肝硬化、肝癌。

4.手掌及指间的肌肉萎缩，呈猿掌形或鸡爪形，同时伴有知觉丧失：支配上肢的神经发生了问题，可能是脊髓空调症、慢性周围神经炎等疾病。

5.手背上起小的白色丘疹：胆固醇过高。

6.手上出现红线：高血压、风湿病或心脏病。

7.手指粗而短、手板宽而厚：成年人垂体前叶肿瘤。

8.指尖纹线出现股沟：有心肌梗死或脑卒中的危险。

9.指尖膨大且异常弯曲，形状像一根"秤"或"蛇头"：伴有发绀的先天性心脏病、感染性心肌炎、肺及胸膜脓肿、肺气肿等疾病。

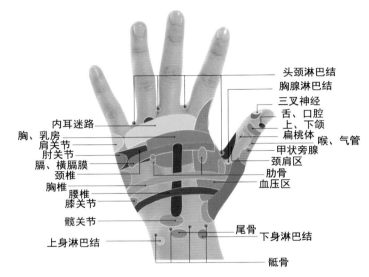

左手背反射区示意图

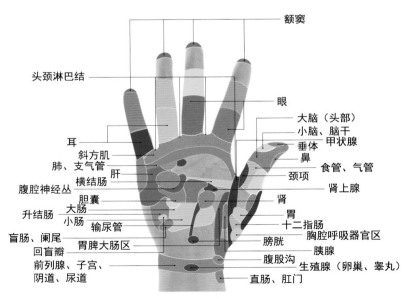

右手掌反射区示意图

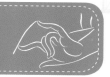

日常习惯

洗手也需注意方法

手部的保养是为了能够使手部皮肤光滑细腻，防止手部产生异常，增加手部的美感，而这一切的前提是保持手部清洁。手接触的东西多，无论从卫生的角度讲还是从手自身的保健看，都应及时清除手部的污物、灰尘等。

洗手应该使用温水，或冷热水交替使用。过热的水会使手的皮肤干燥变粗，过凉的水又不能完全洗净手上的污垢。洗手的水最好是软水，因硬水中含有较多的无机盐离子，一则影响去污剂的作用效果，二来对皮肤也有害。

正确使用护肤品

手部清洁之后，要用柔软干爽的毛巾细心擦干，特别是指间、甲沟等处不遗留水渍，否则将为细菌生长提供滋生地。然后在手心、手背、手指和指甲上都涂抹护肤霜。

涂护肤品时要认真按摩双手，可加速指甲生长，使手指变细，皮肤细嫩。按摩的方法是用一手的手指按摩另一手，先从手背开始，轻轻画螺旋形直到手指，活动每一个手指，特别是关节处，画螺旋形按摩直到指尖，再按摩指缝，上下按摩10次以上；用一手的拇指按摩另一手的手掌，从手掌到肘部画螺旋形按摩。

日常防护不可少

手部保养除了"洗""涂"之外，还应注意日常保护，如手不应在阳光下曝晒，防止擦伤、烫伤等。

缓解手疲劳操

1 先用拇指碰示指头一下，再用拇指碰环指头2次，小指3次，中指4次，小指3次，中指2次，示指1次。循环16次。

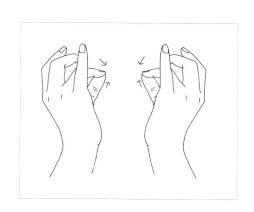

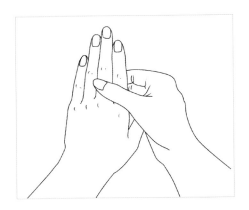

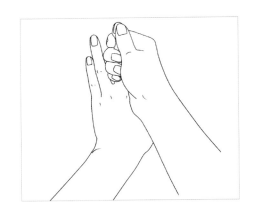

2 左手自然伸平，右手拇指顺手掌方向放在左手中指上，其他手指与拇指轻轻按压左手中指。用同样的方法换到右手上。

3 左手伸平，右手拇指放在左手中指一侧，右手其他手指轻轻攥住左手中指，过一会儿同样方法换到右手中指上。

灵活手指操

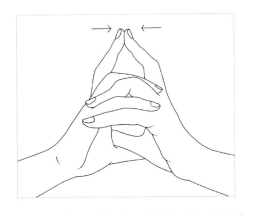

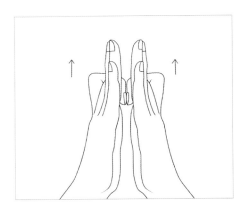

1 双手中指指腹合拢，其他手指交叉放在指根处，轻轻按压。

2 左手和右手的中指指甲并拢，其他手指用力向上伸。

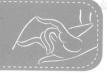
手部病事

腱鞘炎、腱鞘囊肿按摩法

指屈肌腱腱鞘炎

腱鞘炎按摩用捻法在患指的掌指关节周围施术，再拔患指的掌指关节，即一手的拇指和示指捏住患指的远端指伸骨，另一手捏住患指的掌指关节近端进行对抗拔伸。然后，以左手拇指及示指用力持握患手第一掌骨，以拇指放于患手拇指掌骨远端的尺侧，示指放于拇指掌骨远端的桡侧。以右手拇指掌面和屈曲的示指中节持握患手拇指近节远端，双手做对抗牵引，牵引时屈曲其患指的掌指关节，并同时中指指端抵住患手拇指掌骨远端掌侧（即腱鞘狭窄部），用力向尺侧推挤其腱鞘的狭窄部，时往往可有撕裂感。其他手指所用治法也类似。

腱鞘囊肿

腱鞘囊肿按摩多采用按压或敲击手法。

按压法

将腕部固定并略呈掌屈，然后用右指将囊肿用力持续按压，直至挤破囊肿。然后用绷带予以包扎固定。本法适用于一般囊肿。

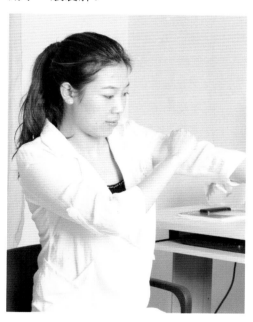

敲击法

将患腕平置于软枕上，腕背向上并略呈掌屈，术者一手握患手维持其位置稳定，另一手持搪瓷弯盘，用力迅速而准确地向囊肿敲击。如囊肿坚硬一次未击破时，可加击一两下。本腱鞘炎按摩法适用于囊肿大而坚硬者。

如何预防腕管综合征

腕管综合征是拇指和其他手指，有时累及腕、肘及其他关节的疼痛及功能障碍的一种疾病。医生又称它为累积损伤功能障碍、职业性神经炎、重复紧张性损伤或过度使用损伤。受累关节，较典型的是手指，尤其是发生在日常工作之后，或当你准备入睡或醒来时，出现刺痛、麻木，这是一种危险信号。

置之不理，症状会恶化，出现持续性疼痛，及其他部位和手、臂的疼痛，腕管综合征最终会导致无法用手握紧东西，如果你的双足、踝及小腿同样感到刺痛及麻木，此称为腕管综合征。

许多人认为腕管综合征随计算机键盘而产生，事实上，腕管及其他主要神经传导的损伤由来已久，但那么多手指在敲击键盘，致使问题更加广泛化。任何重复性手工操作均可产生同样症状。

常做手操

其实，你随时随地可以做的一个有效的练习是打开再合拢你的双手，做几次或更多。其他快速的手操有：

1.将手掌相对，相互按压手指20次，放松后重复。

2.将手置于脑后，以肘关节为顺时针画圈20秒钟，然后逆时针重复。

3.用弹力或泡沫橡皮握力器加强手及前臂肌力。

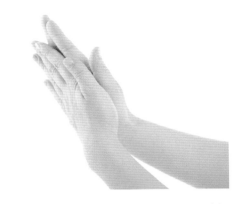

4.有些发现表明，赤足行走可减轻手腕管综合征症状并有助于防止再发。

日常预防

在正常的活动中，手的自然姿势是直的，或腕部轻度弯曲。拇指多少与前臂成一条直线，手腕向前后方弯曲时间过长可压迫腕管，因此在工作中尽可能保持手腕直立。

如果你的工作要求手及手指反复工作，每小时都应休息片刻并活动手。如果你用键盘工作，可使用一个腕托防止不自然的弯曲，使桌椅高度符合你的身材。

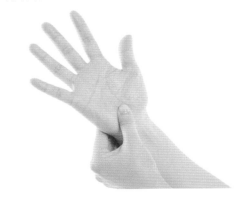

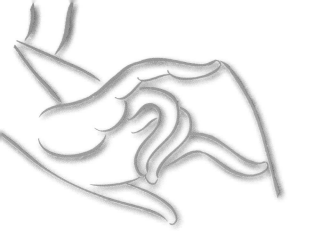

【 第二十四章 】

腿 部

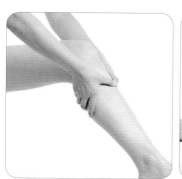
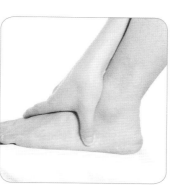
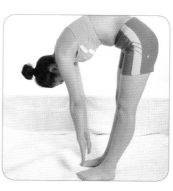

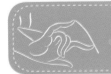

认识双腿

腿部的经脉循行

一般来说，腿部的经脉循行是比较复杂的。

1.在腿前面偏外侧走的是胃经，大腿的前边从正中线往外侧一点，一直走到足二趾趾尖，都是胃经所主。

2.胆经走的是腿的外侧，大腿前侧中线部分是由胆经所主，因为胆经是少阳经，所以外侧也为胆经所主，它一直由臀部通到第四趾末节外侧的足窍阴穴。

3.太阳膀胱经走腿后边的正中线。

4.腿的内侧由脾经、肾经和肝经这三条经脉所主，脾经一直走到脚拇趾内侧的隐白穴。

腿部上的穴位

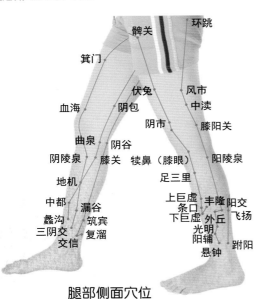

腿部侧面穴位

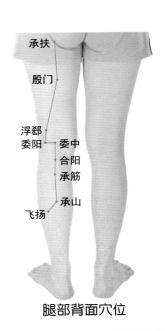

腿部背面穴位

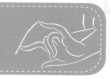

腿部保养事

日常习惯

据统计，人的一生大约要走11万公里的路，而且多半还都是走在坚硬的路面上，所以脚上的鞋就显得很重要。每只脚都有26块骨头、33个关节和各种各样的肌腱、肌肉，一般不会给我们带来太多的烦恼。但是如果脚真的出了问题，光是躺着让脚休息一下，并不一定就能够把疼痛的毛病根除掉，因为有时脚痛的根源往往不在脚上。

那么怎样面对来自腿的麻烦呢？下面就介绍几种有利于防治腿部疾患的健腿操。

健腿操

不管你是否长期坐办公室而活动量过少，或者站立、行走过度，都会让你感觉到腿部又酸又胀，甚至引起水肿不适。究其原因：造成腿部酸胀和水肿主要是由你腿部的血液循环流通不畅，毒素淤积所致。

现向你推荐一套我在不久前学来的适合在办公室和居家做的、可以帮助你减少腿部酸胀和防止腿部水肿的健腿操，让我们的健康落实到腿部吧！

健腿操一

取站立位，双手手心相对并拢，尽量向前伸直不要弯曲，先将上半身与下半身弯曲成90°，再慢慢向上抬起上半身，直到身体成为一条直线，与地面成90°。做5次。

健腿操二

取坐位，并腿，先向上挺直上半身，再慢慢地向前向下弯曲，直到你的上半身与你的大腿贴近，并坚持使你的腿部和上半身在做操时都处在绷直的状态。

健腿操三

取坐位，双腿并拢伸直抬起和绷直脚背，脚尖尽量向前伸，与地面保持平行，再将脚背向里用力勾，稍作停留，直到整个腿部都有被拉伸的感觉。

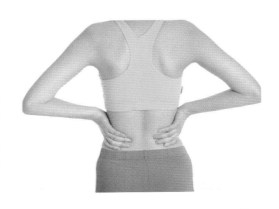

健腿操四

取站立位，挺直身体，双手把在腰间，若你怕站不稳会摔，也可以用双手扶墙，再慢慢向上踮脚，直到脚尖能支撑的最高点，稍作停留后回落，使你的下半身有被明显拉伸的感觉。

> **注意：**
> 　（1）健腿操的每节动作做5次为1组，每日可以做5～10组。
> 　（2）健腿操可以不连续完成，可在午后疲劳时或晚间闲暇时做，会使你感觉效果不错。
> 　（3）做健腿操的动作在达到最大极限时，若能够努力坚持住不松懈，则效果会更佳。

膝关节保健之道

锻炼有力而柔软的肌肉

要预防膝关节的运动伤害，可以通过长期做伸展运动与重量训练来锻炼四头肌——大腿后侧的弯曲肌肉，如果四头肌有力，膝盖会较强壮，也就不容易受伤。

此外，运动前一定要暖身，尤其是在天冷的时候肌肉会比较僵硬，一定要花更多的时间去暖身。因为肌肉就像橡皮筋一样，如果很有弹性，怎么拉都不会断；如果僵硬，可能一拉就会断了。而温度越高，肌肉会越软，就易被拉松，所以在骑车时要注意保暖，否则冷空气会让肌肉变僵硬，就容易造成伤害。若想有效地预防，在平日就要勤做伸展运动。根据一项医学报告指出，每日做5～10分钟的伸展与肌力运动，比只在运动前做暖身，能更有效地降低发生运动伤害的机会。

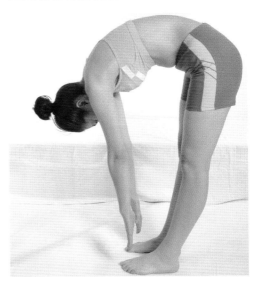

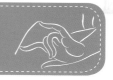

腿部病事

按揉可治疗坐骨神经痛

　　一些超过35岁的人很容易患坐骨神经疼痛，尤其是久坐办公室的人坐骨神经疼痛会更为突出。坐骨神经是指在腰椎下部，由脊椎区分，从骨盆内到臀部，下肢后部一直到脚尖的神经，它是体内最大、最长的神经。初期坐骨神经痛状态是在疲劳、寒冷之时，臀部感到些轻微麻痹的痛感，身体倦怠，脚步沉重。一周后臀部深处会产生剧痛，有被撕裂般的感觉，这种疼痛会扩及大腿后部，直到脚尖。尤其是夜间气温下降或是季节变化，天气恶劣时，发作的可能性会增高，疼痛起来使人无法动弹。

　　治疗坐骨神经痛的穴道位于两腿后侧正中线上。但是所谓正中线并非指整条线，要在按揉会有疼痛感之处才有效。会疼痛处由上至下，一面缓缓吐气一面强压6秒钟，如此重复15次。一条腿压完后换另一条腿。

按摩大腿

　　先用双手握住左大腿根部，使用适当的力量从大腿根部向下按擦至脚踝处，再从脚踝处往上按擦到大腿根部。

　　一下一上为1次，反复30至60次。然后按摩右下肢，方法相同（女子先按摩右腿）。此功法可防治下肢萎痹、腰脊痛、水肿等病症。

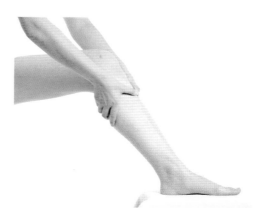

按摩委中穴

　　委中穴位手下肢腘窝正中。伸直膝关节，双手掌贴紧同侧委中穴韧带位置，用重力来回摩擦50至80次。此法对腰背痛、腹痛、下肢痿痹等有效。

按摩足三里穴

　　将双手掌根部紧贴同侧下肢膝眼足三里穴，一上一下用力按摩100～150次，使足三里穴处有发热感。每日早、晚各做1次。

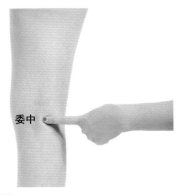

委中

按膝盖骨

取坐位，双手掌心紧按膝盖骨。

先同时向内旋转按揉20次，然后再向外同法操作。可强健腿膝，舒筋活络。

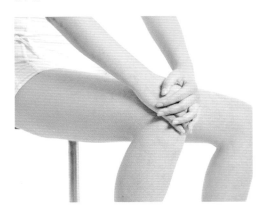

捶击足三里穴

用虚拳捶击足三里穴100次以上，使足三里穴处有发热感。

类风湿性关节炎的按摩疗法

类风湿性关节炎又名萎缩性关节炎，是一种以关节病变为主，病程起伏、发病原因迄今尚未完全了解的慢性全身性疾病。本病病程长，始以关节滑膜病变为主，逐步侵袭肌腰、韧带、结缔组织，后期发生软骨和骨的破坏。其特点是多发性、对称性关节疼痛、肿胀，急性发作与自行缓减交替反复出现。晚期则出现关节强直和畸形，病变乃趋于自行静止。此病发病年龄多在20～45岁，女性多于男性，比例约3∶1。类风湿性关节炎在中医学中属于"骨痹"范畴。

由于关节的肿痛和运动的限制，关节附近肌肉的僵硬和萎缩也日益明显。至后期关节变成强硬和畸形，手指、腕等关节被固定在屈位，手指和掌指关节偏向尺侧或关节半脱位而形成特征性的尺侧偏向畸形；手腕的屈伸、旋转运动明显受限。在足部其主要症状表现为足痛、足跟肿胀，常使患足难以着地行走。后期关节亦呈强硬畸形。此时，患者因对日常生活的活动，如穿衣、进餐、步行等发生困难而深感痛苦。

推拿治疗

手法：按、揉、捻、摇、擦等。

部位：下肢以双侧足趾、踝关节为重点。

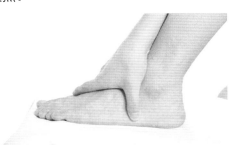

操作要求

　　患者俯卧势：按者先用揉法施于臀部，再向下沿大腿后侧、小腿后侧直至跟腱，往返2～3次。

　　患者仰俯势：按者站于旁，用揉法施于大腿前部及内外侧，再沿膝关节向下到小腿前外侧、足背，直至趾关节。同时配合踝关节屈伸及内、外翻的被动运动。

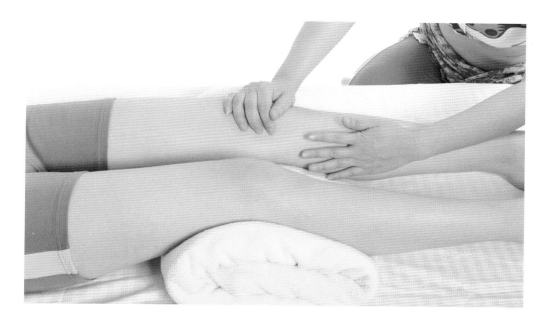

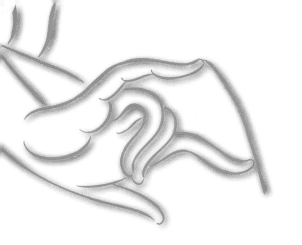

【 第二十五章 】

足 部

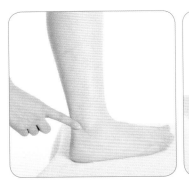
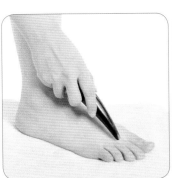
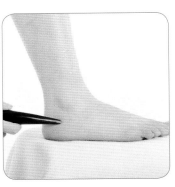

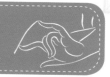

认识双足

双足上的经络和穴位

从里到外，脚面的经脉分别为：脾经、肝经、肾经、胃经、胆经和膀胱经，这6条经脉上的穴位相当多。

由于人的手和脚都属于末梢，因此所有的经脉都是阴阳交通，从末梢完成。在末梢上有井穴穴。所谓井，正是生发之地，它的气血很薄，但是作用却不"薄"。所以保护好井穴穴对人体健康非常重要。

那么，这个生发之地是怎么生发的呢？以胃经为例，胃经走脚时主要走足二趾，但它分出三支，一支入足二趾的内侧，然后走内庭穴；一支入足三趾的外侧；一支终于脚拇趾之端的隐白穴，这就是"阳明胃，太阴脾"，阴阳的交通就是在隐白这个穴位上。胆经走足四趾外端的指甲旁边一点，这里有一个穴叫足窍阴穴。

膀胱经是走足小趾外，最外边的穴叫至阴穴。

脾经是走隐白穴，肝经是入脚拇趾。脚面上有一个非常奇特的地方叫三毛，每个人脚上的这个位置都会长着几根毛，所以叫三毛，旁边有一个穴叫大敦穴。

肾经起于足小趾，然后走至足心，从这里起，是肾经第一个经穴"涌泉穴"。

脚后跟主要循行的经脉是膀胱经和肾经。

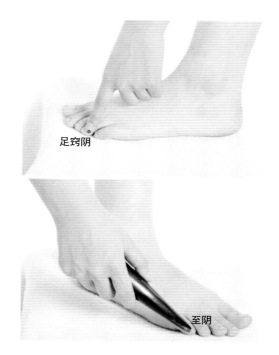

足窍阴

至阴

足部常见问题

脚的疲劳

如果你的工作需要整天站着，就免不了感到双脚站得又累又痛，解决的办法就是踏上一个突起的平面，然后再下来，两脚轮换，以活动肌肉；也可以原地伸屈双脚，即翘起脚后跟，然后再放下来；也可以脱掉鞋，把一个网球大小的球状物顶在脚心，来回滚动一两分钟，这样能帮助你防止足弓抽筋或者过度疲劳。

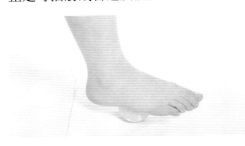

脚跟痛

很多人以为脚跟痛是由于脚跟骨刺引起的，实际上是由于附在脚跟骨上的组织一再处于紧张状态，每日发生被扯破现象，日积月累就会感到剧痛了。被扯破的是由脚跟骨延伸到脚

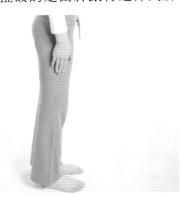

趾的弹性组织束跟腱。要想防止这种疼痛，可以赤脚面对着墙，双手撑住墙，右腿屈膝向前跨，左腿在身后伸直，整只左脚平贴于地面，尽量向后伸，然后左右腿交换，重复这个动作，这种伸展动作能松弛小腿的肌肉，能够舒展跟腱，使所有延伸到脚部的肌肉都减少紧张。

趾骨痛

造成趾骨痛的原因有很多，例如神经受损，所穿的鞋头太窄或是鞋跟太高等，所以应该改穿鞋头宽一些的平底鞋。高跟鞋尽量只在特殊的场合穿。

趾甲异常

趾甲只要略微与甲床脱离，那地方就可能受到真菌的感染，解决的办法就是勤剪趾甲，以免趾甲意外断裂。另外，趾甲尖向内弯曲生长并戳到肉里，通常是由于剪趾甲不当造成的，所以剪趾甲不要留下一个尖，而且两个边角处不要剪得太短，否则趾甲就能穿破皮肤而向肉里生长。

最后要提醒的一点是，我们的鞋子大小需要合脚，买鞋的时间最好选在下午。

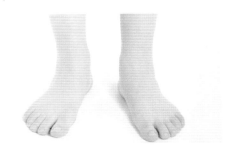

足部反射区

　　足部反射区疗法主要采取按压、推揉等手法对反射区进行刺激，可以调整人体阴阳平衡，促进健康和调治疾病。刺激强弱因人而异。一般而言，虚证、年龄偏大、体质弱者，适用于弱刺激；实证、年龄较轻、体质强者，适用于强刺激。强刺激用力重、时间短，1～3分钟即可，每日1～3次；弱刺激用力轻、时间长，可持续刺激30～40分钟，每日1～3次。实施刺激时应力求做到：手法熟练柔和，用力持久均匀。

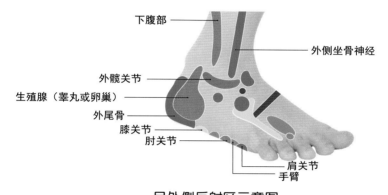

下腹部
外侧坐骨神经
外髋关节
生殖腺（睾丸或卵巢）
外尾骨
膝关节
肘关节
肩关节
手臂

足外侧反射区示意图

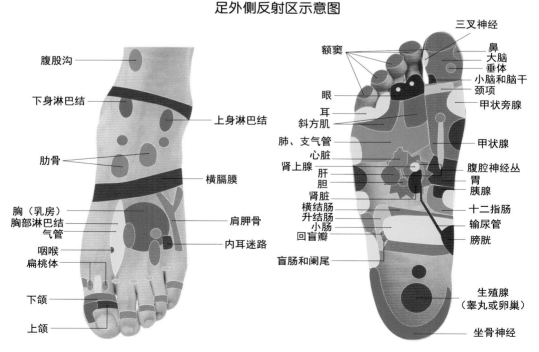

腹股沟
下身淋巴结
上身淋巴结
肋骨
横膈膜
胸（乳房）
胸部淋巴结
气管
肩胛骨
咽喉
扁桃体
内耳迷路
下颌
上颌

左足背反射区示意图

三叉神经
额窦
鼻
大脑
垂体
小脑和脑干
眼
颈项
耳
甲状旁腺
斜方肌
肺、支气管
甲状腺
心脏
肾上腺
腹腔神经丛
肝
胃
胆
胰腺
肾脏
十二指肠
横结肠
输尿管
升结肠
小肠
膀胱
回盲瓣
盲肠和阑尾
生殖腺
（睾丸或卵巢）
坐骨神经

右足底反射区示意图

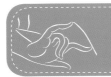

足部保养事

日常习惯

我们的双足从早到晚被塞在各式各样的鞋子里，带着我们忙碌一天，回到家也一定是疲惫不堪。男生喜欢运动，容易出现运动伤害，加之汗水的浸泡，双足更加需要我们好好保护。其实，保护好双足很简单，每日只需要稍微留意保持脚部的清洁干燥，加上一双合脚的鞋，就能得到很好地保护。

养成每日睡前泡脚的好习惯

在盆里加入少许浴盐或者沐浴液，用温水（水温低于37℃）冲开，不仅可以帮助舒缓双足疲劳，还能够软化角质。另外，还可以尝试在水中滴几滴茶树或薄荷精油，除菌的同时还能提神、去异味。

温和去除角质

浸泡双足后，软化角质层和脚部粗糙皮肤，再使用海盐或者磨砂膏去除死皮。

正确修剪趾甲

1周进行1次，用软牙刷除去趾甲内及周围的污垢，清洁双足后，再用指甲剪修趾甲，注意不要剪得太短，长度以能盖住趾尖为合适。

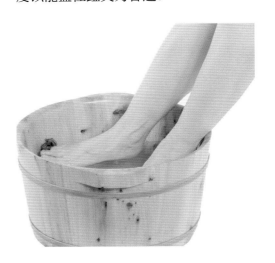

滋润按摩

选择婴儿油或者橄榄油涂抹脚部皮肤并按摩脚部。按摩方法：将双足交叠，用两手拇指在足内侧至外侧旋转按摩；从脚背按摩到脚趾，捏拉每个趾头；从脚心向上移到脚踝。

选择合脚的运动鞋

不同的运动鞋适合不同的体育运动，能给脚部带来更舒适的缓冲和保护。

保持鞋内的舒适

在鞋中放置干燥剂，或者活性炭、竹炭，选择其一置于两只鞋内，去除鞋子的汗液和异味，为脚部提供舒适的环境。

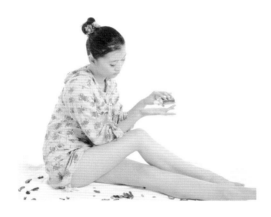

预防常见脚部皮肤疾病

足癣：真菌感染所致，皮损好发于足趾间，出现瘙痒、异味甚至溃疡。避免挠抓，挠抓易引起其他部位的感染。应及时去医院接受抗真菌治疗，外用兰美舒等抗真菌药物，必要时口服抗真菌药物（需在医生指导下），并保持局部干燥。避免和患者混穿鞋袜。

甲癣：病程发展缓慢，受真菌侵蚀，表现为趾甲片状损害延伸至甲根，最后侵入整个甲板，甲的结构完全消失并可引发感染。甲癣不但影响美观还会造成局部化脓感染，需要及时去医院接受正规且足够的药物治疗，疗程一般较长，需要有耐心。

健足操

脚腕

坐在椅子上，脱掉鞋子，抬起一只脚，慢慢地向右大幅度旋转3次，接着向左3次。用同样的方法转动另一只脚。关键要注意：在转脚腕时要充分伸展跟腱。

脚尖

把脚后跟放在地板上，抬起脚尖，5根脚趾做10次弯曲伸展运动。关键是要尽量地伸展脚趾。

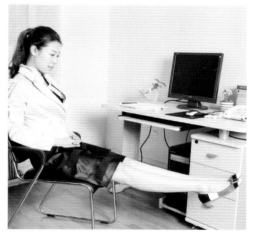

押扯脚趾

坐下，双足微微弓起，将手指伸进每个脚趾之间，做各种脚部弯曲和伸展的动作，可以每次一只脚，也可以两脚一起做。

按摩脚心

将腿屈膝抬起，放在另一条腿上，膝心向内。按摩左脚心时用右手，按摩右脚心时用左手，交替按摩，直到局部发热。脚底的穴位非常多，做按摩可促进血液循环舒缓放松。

小心"寒从脚下生"

脚又被称作人的"第二心脏"，脚上的许多反射区与人体的内脏相对应，如果脚部受凉，就会引起人体许多器官的不适。从人体的生理特点上看，人体的总血液量的50%集中于下肢，如果受凉会使双足的许多毛细血管紧缩，使正常的血流量降低。俗话说："十病九寒"、"百病生于气"。在中医临床中，绝大部分疾病是由寒引起的。寒是导致生病的重要原因，寒邪可使机体的气血凝结阻滞。古人云："痛者，寒气多也，有寒故痛"，女性的"痛经"无不与此有关。

暖脚招数

入睡前用热水洗脚，然后对自己的双足进行揉擦、拍打等，这样做可使双足的淋巴液流量及脚部毛细血管的开放量加大。

睡前2小时，进行20～50分钟的热身运动，如慢跑、快速走、一般性体操，使身体发热，这样双足也会发热。

入睡前，走一走家庭仿真石头子路，许多人走石头子路之后，脚底有多种感觉，其中热、胀感觉最明显。

脚部锻炼四法

健足活血法

用脚前掌及大脚趾行走，步幅稍大，行走速度稍快。每次行走的时间不少于20分钟或2公里。这种脚部锻炼，可以促使全身血液循环，但要注意：刚开始行走时，练习量不要太

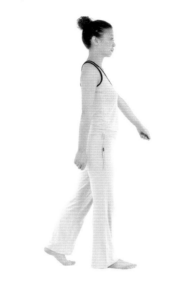

大，要让脚前掌有一个适应过程。其间再加上手臂前后有力的摆动，可增加全身的血液循环量。

健足强腿法

从大步走开始，双足用力蹬伸，步幅加大。可以走10分钟或200～500步。增强腿力是每个人必须要做的事情，目前，中老年朋友患有膝关节病，可以说大多与腿力不够有关。这种练习方法既健足又健腿，但要注意：要切合自己的体质，练习后感到腿部发酸、全身发热最好。

健足壮骨法

从踮脚尖开始，尽可能提起脚跟慢行。这种方法可以有效预防脚趾、

脚弓、脚踝、小腿、大腿功能性退行性病变。

强身法

坚持长距离走。

健足操要求：开放部分——先身体挺直站立，双手叉腰。练习部分——双足尖点地，抬起足跟。练习要点——要

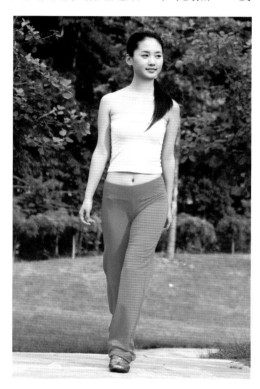

静力式抬起（大约抬10分钟）。练习时间——每日早晚各做1次。

按摩足三里穴

按摩足三里穴的作用

中医中医药认为足三里穴是胃经的合穴，所谓合穴就是全身经脉流注会合的穴位，全身气血不和或阳气虚衰引起的病症，尤其是胃经气血不和，敲打足三里都能够进行调整，可以治疗胃痛、呕吐、腹胀、肠鸣、泻泄、便秘等胃肠道消化不良的病症。经常按摩足三里，还能防病、健身、抗衰延年，对各种常见的老年病有很好的防治效果。

在车上、工间休息的时候，不妨经常按摩足三里，持之以恒，定有裨益。

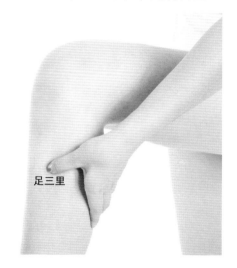

足三里

按摩足三里穴的方法

1 端坐凳上，四指并拢，按放在小腿外侧，将拇指指端按放在足三里穴处，做按掐活动，一掐一松，连做36次。两侧交替进行。

2 端坐凳上，四指屈曲，按放在小腿外侧，将拇指指端按放在足三里穴处，做点按活动，一按一松，连做36次。两侧交替进行。

3 正身端坐，小腿略向前伸，使腿与凳保持约120°，示指和中指按放在足三里穴上，移放中指在上面加压，两指一并用力，按揉足三里穴，连做1分钟。两侧交替进行。

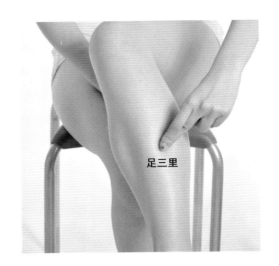

足三里

4 正身端坐，小腿略向前伸，使腿与凳保持约120°，将拇指指端按放足三里穴处，力集中于指端，尽力按压，然后推拨该处筋肉，连做7次。两侧交替进行。

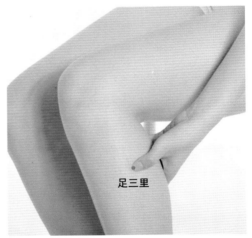

足三里

5 正身端坐，一腿前伸，双手掌张开，搓擦腿部，自上而下，搓擦至遍，两腿各搓擦1遍。

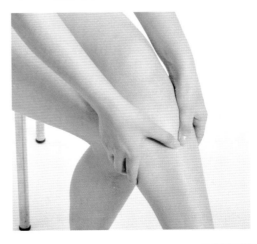

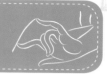

按压趾缝治脚气

洗脚的时候，将双脚放入盆内用温水泡2～3分钟，等到双脚都热后，用一只脚的足跟压在另一只脚趾缝稍后的地方，然后将脚跟向前至趾尖处再回搓。回拉轻，前推重，以不搓伤皮肤为宜。每个脚趾缝搓50～80次，双脚交替进行。速度保持在每分钟100～120次。每晚1次，但脚气较重、上部皮肤已破者不宜用此方法。

捏揉、推按缓解踝关节扭挫伤

对单纯踝关节韧带扭伤或韧带部分撕裂者，可于伤后第二天开始进行理筋。瘀肿严重者，则不宜重手法。先点按复溜、昆仑、悬钟、丘墟等穴。然后术者一手握足跟，另一手用万花油外擦抚摩，用大、小鱼际肌揉足部以消肿，并从患处向上推按至小腿部，由下而上理顺筋络，反复数次，使瘀肿消散。再用手握足尖，缓缓做踝关节的背伸，跖屈及内外旋转。损伤后期，若局部粘连、肿胀难消，按摩手法力量宜增大，可行揉捏、推按手法，推按应直达小腿

中段，拿商丘、丘墟、悬钟等穴，并摇晃踝关节，最后作足外翻或内翻活动以解除肌肉痉挛，松解粘连。

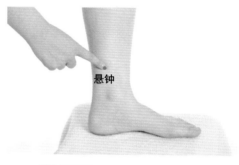

悬钟

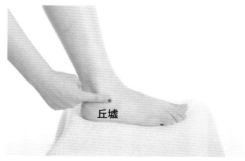

丘墟

足部疾病的处理

陷甲

陷甲是指脚趾甲进入皮肤内，主要是由于脚趾甲剪得太短而导致的，出现这种情况不应自己处理，而应由专门的医生处理。

鸡眼或老茧

　　脚上有鸡眼或老茧时，不要自行修剪，而应由专门的脚病医生处理；千万不要自行在鸡眼上涂鸡眼药水或贴鸡眼膏，因为它们都是强烈的腐蚀药物，不仅腐蚀鸡眼而且损伤周围皮肤导致溃疡。

真菌感染

　　如果脚部皮肤湿润、不注意脚部卫生，就特别容易真菌感染。患脚癣或称"脚气"、"香港脚"，因此保持双脚干燥清洁尤为重要；为避免脚癣，最好不要穿公用的拖鞋，不在公共浴室洗澡；若已患有脚癣，应尽早治疗，并使用医生推荐的药物，避免恶化，造成溃烂；脚癣会使脚部极痒，但切勿用力摩擦以避免皮肤溃烂及传染，而应用脚癣药水或药膏涂抹以止痒。

甲沟炎

　　甲沟外易积存脏污，因而易感染，常常因剪脚趾甲不够细心，用力牵拉造成损伤所致，如再不注意脚部卫生者更易发生；甲沟外由于较为隐蔽，不易消毒，因而一旦未能及时处理，常导致化脓，甚至淋巴管炎；甲沟炎主要表现为脚拇趾现侧红肿变形，并有胀疼或跳疼；一旦患有甲沟炎，应到医院，由医生处理。

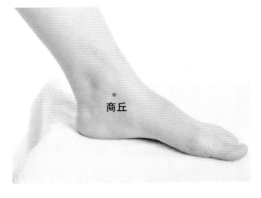

商丘

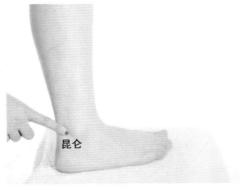

昆仑

足部损伤

　　足部若有割伤、擦伤或水疱等，万万不可忽视，而应立即处理，切记不要自行弄穿水疱；家中最好备有急用的处理伤口的药品和敷料等。伤口应每1～2天清洗1次，并仔细查看，一旦发现伤口红肿热痛、化脓、颜色变黑、有搏动感，说明伤口恶化，应迅速到医院检查，并由医生处理伤口；若损伤比较严重，可先自行处理，然后到医院，由医生做进一步地处理。